U0397666

医学毒理学案例研究

［美］莱斯莉·R.戴伊 等 **编著**

张 玮 钱传云 **主译**

Leslie R. Dye • Christine Murphy
Diane P. Calello • Michael D. Levine
Aaron Skolnik Editors

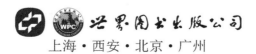

世界图书出版公司

上海·西安·北京·广州

图书在版编目(CIP)数据

医学毒理学案例研究 /（美）莱斯莉·R. 戴伊等编著；张玮，钱传云译. —上海：上海世界图书出版公司，2020.7
ISBN 978-7-5192-7511-2

Ⅰ. ①医… Ⅱ. ①莱… ②张… ③钱… Ⅲ. ①毒理学—案例 Ⅳ. ①R99

中国版本图书馆 CIP 数据核字（2020）第 093461 号

Case Studies in Medical Toxicology：From the American College of Medical Toxicology
edited by Leslie R Dye，Christine Murphy，Diane Calello，Michael Levine and Aaron
Skolnik，edition：1
Copyright © Springer International Publishing AG，2017 *
This edition has been translated and published under licence from
Springer Nature Switzerland AG.
Springer Nature Switzerland AG takes no responsibility and shall not be made liable for
the accuracy of the translation.

书　　名	医学毒理学案例研究	
	Yixue Dulixue Anli Yanjiu	
编　　著	[美] 莱斯莉·R. 戴伊 等	
主　　译	张　玮　钱传云	
责任编辑	李　晶	
装帧设计	南京展望文化发展有限公司	
出版发行	上海世界图书出版公司	
地　　址	上海市广中路 88 号 9 - 10 楼	
邮　　编	200083	
网　　址	http://www.wpcsh.com	
经　　销	新华书店	
印　　刷	上海颉辉印刷厂	
开　　本	787mm×1092mm　1/16	
印　　张	16.75	
字　　数	250 千字	
印　　数	1 - 2200	
版　　次	2020 年 7 月第 1 版　2020 年 7 月第 1 次印刷	
版权登记	图字 09 - 2019 - 647 号	
书　　号	ISBN 978-7-5192-7511-2/ R·556	
定　　价	160.00 元	

译者名单

主　译

张　玮　钱传云

副主译

尚欣颖　陈国兵　韦　睿　王　锦

译　者

（以姓氏拼音为序）

邓若青　韩　斌　何羽颜　李静林

马绍昌　沈　筠　唐士凯　杨　旭

张　林　张　琳　赵群远

莱斯莉·R. 戴伊：致我的丈夫——布赖恩(Brian)，我的父母——伯尼斯(Bernice)和雷(Ray)——完美的结合。

克里斯蒂娜·墨菲：杰夫(Geoff)，如果没有你对我的包容，这一切都不可能。你是我的靠山。

黛安娜·P. 卡莱罗：献给我家人，没有他们这一切都不可能。

迈克尔·D. 莱文：谨把此书献给我的妻子艾琳·克劳迪厄斯(Ilene Claudius)和我的父母卡罗尔(Carol)和默里·莱文(Murray Levine)。

阿伦·什科尔尼克：给我生命中的爱——杰西卡(Jessica)和阿舍·列夫(Asher Lev)。

前言

　　医学毒理学是一门专注于预防、诊断和管理人类中毒的,以故事形式展现的医学学科。与大多数疾病不同的是,中毒通常是一个离散的、可定义的事件。从旁观者来看,这一事件将以一系列可预见的过程展开,最后造成一个意想不到的结果——中毒。孩子独自一人在家,浴室柜子半开着,工人伸手去拿"水瓶",沮丧的患者试图结束痛苦,吸毒者从一个新的供应商那里购买毒品等,每个都代表了中毒发生的常见情况。接下来发生的事情取决于许多因素,如接触物的性质、剂量和途径、患者的体型、年龄和健康状态、周围的环境、对事件的认知甚至包括特定解毒药的可用性和及时使用。

　　考虑到许多因素,每一个展开的故事都需要以逻辑和有序的方式拼凑在一起。预后引导预期,治疗平息恐惧。了解各种中毒自然史的知识和经验是成为医学毒理学家所必需的早期训练的一部分。这是和福尔摩斯式侦探工作一样的一个特长,在这项工作中,任何线索都不能被忽视。正如一个碳元素可以将一个充满社交乐趣的夜晚(乙醇)和一生的失明(甲醇)区分开来一样,任何细节都不能被认为太小。

　　几年来,医学毒理学家的专业组织——美国医学毒理学学院(American College of Medical Toxicology,ACMT),每月举办一次基于中毒案例的网络研讨会。在这段时间里,我带领数百名参与者剖析了一次次复杂、有代表性的人类中毒事件,同时每个人对医疗管理的方式和原因分享了自己的想法和看法。每个案例最初被选中进行分析,因为它对某人来说是个挑战,并且在此基础上,它成了美国乃至全世界的医学毒理学家的学习工具。

在这本书中，一组专业的医学毒理学家和天才的临床医学专家认真地再现了中毒案例讨论，增加了细节，填补了空白，并纠正了错误，让其他无法参与初始过程的人从参与者的工作中受益。这些案例是匿名的，但仍然代表了现实生活的潜在暴露，其在瞬间或 10 年以上都可能产生对人类健康的不利影响。为了增加这本书的价值，每个案例之后都会讨论关键问题以增加其与其他医学专业的相关性。

我要感谢编者们（克里斯蒂娜，黛安娜，阿伦和迈克尔）对细节的不懈关注。特别要感谢这个过程的支持者莱斯莉，他使这种爱的劳动成为现实。希望他们的共同努力能激励这本书的读者品味这些有代表性的故事，同时提醒我们每个人，我们和我们生活的化学环境之间脆弱的关系。

刘易斯·S. 纳尔逊

医学毒理学分会

新泽西州罗格斯医学院急诊科

美国新泽西州纽瓦克

引言

　　2011 年，美国医学毒理学学院开始向名为"国家案例会议"的成员举办网络研讨会。真正的医学毒理学案例是由不同培训项目的人提出，并由经验丰富的医学毒理学家主持。人们很快就认识到了网络研讨会内容的普及性和教育价值，每个月都举行了网络研讨会。这些案例通常是由医学毒物学研究员提出，但有时也由医师或作为教职员工的医学毒理学家提出。听众通过提问和回答问题来参与。

　　所使用的形式产生了有价值的信息，编者们认为这将是一本案例书的良好基础。五位著名的医学毒理学家和美国医学毒理学学院的前任院长编辑了所有的案例。此外，编者添加了相关的问题和答案，涵盖了医学毒理学的各个方面，以便读者可测试他们对各种毒理学主题的知识。在每个案例的末尾增加了专门的指导，以增加对初级保健和重症监护者的吸引力。本书是医学生、住院医师和研究员以及经验丰富的医护人员的必要资源。

俄亥俄州辛辛那提　莱斯莉·R.戴伊

北卡罗来纳州夏洛特　克里斯蒂娜·墨菲

新泽西州纽瓦克　黛安娜·P.卡莱罗

加利福尼亚州洛杉矶　迈克尔·D.莱文

宾夕法尼亚州匹兹堡　阿伦·什科尔尼克

致谢

编者们感谢美国医学毒理学学院、美国案例会议的组织者，还有最重要的是，所有参与这些案例的患者和医疗保健工作者。

免责声明：NCC 是一项教育活动，旨在改善患者的护理质量，并为此做出了努力。本书中的案例并非旨在定义护理标准。已努力确保遵守HIPAA。

本书中提供的所有数据和信息仅供参考之用。美国医学毒理学学院以及本书的编者和撰稿人对内容的准确性、完整性、目前的可接受性、适宜性或有效性不做任何陈述，同时不对此信息中的任何错误或遗漏或因其显示或使用而造成的任何损失、伤害或损害负责。

目录

编者介绍

莱斯莉·R. 戴伊(Leslie R. Dye)，医学博士，美国毒理学学院认证会员，毕业于堪萨斯大学医学院，并在辛辛那提大学完成了急救医学的住院医师培训和医学毒理学和高压医学的研究工作。她曾担任《医学毒理学》杂志的主编，撰写了许多书籍章节，并广泛发表科学文献。目前，她除从事成瘾医学研究外，还担任爱思唯尔(Elsevier)护理要点内容的总编辑。戴伊博士是急救医学和医学毒理学认证的董事会成员，并且是美国医学毒理学学院的前任院长和医学毒理学基金会的前任主席。

克里斯蒂娜·墨菲(Christine Murphy)，医学博士，在威廉和玛丽学院获得化学学士学位和硕士学位，并在弗吉尼亚医学院获得医学博士学位。她在弗吉尼亚州立大学完成了急诊医学的住院医师培训，并在卡罗来纳州医学中心从事了医学毒理学研究。她目前是卡罗来纳州医学中心的助理教授和医学毒理学研究项目的负责人。墨菲博士获得了急诊医学和医学毒理学的董事会认证。她目前的研究方向包括现有解毒药的替代用途以及休闲娱乐性滥用的趋势。

黛安娜·P. 卡莱罗(Diane P. Calello)，医学博士，美国毒理学学院认证会员，罗格斯大学新泽西医学院的新泽西毒物信息和教育系统的执行兼医学总监。她还是美国医学毒理学学院董事会成员和全国案例会议网络研讨会的定期撰稿人。她获得了弗吉尼亚州威廉和玛丽学院的文学学士学位，以及泽西医学学院的医学博士学位。她的住院医师和研究培训是在费城儿童医院进行。她在儿科、儿科急诊医学、医学毒理学和成瘾医学方面获得了董事会认证。卡莱罗博士是儿童铅中毒、中毒患者使用重症监护方法以及阿片类药物和新兴药物流行病对幼儿的影响方面的国家专家。

迈克尔·D. 莱文（Michael D. Levine），医学博士，美国毒理学学院认证会员，从芝加哥医学院毕业后，莱文博士在布里汉姆女子/马萨诸塞州总医院完成了急诊医学住院医师的培训工作。他在亚利桑那州菲尼克斯的著名撒玛利亚医学中心进行他的医学毒理学研究。莱文博士目前在南加州大学任教，并担任医学毒理学部主任。他目前的研究方向主要集中在抗血小板和抗凝药的毒性上。同时，他是《医学毒理学》杂志的编辑委员会成员。

阿伦·什科尔尼克（AaronSkolnik），医学博士，在匹兹堡大学医学院获得医学博士学位，并在马里波士顿的布里格姆和马萨诸塞州总医院担任过急诊医学住院医师。此后，阿伦毕业于亚利桑那州凤凰城的班纳医疗中心的医学毒理学研究中心，并加入了亚利桑那大学凤凰城医学院的教学工作。他在急救医学、医学毒理学和成瘾药物方面获得了董事会的认证。目前，他正在匹兹堡大学完成重症监护医学、神经重症监护和体外生命支持的相关研究培训。

案例 1

成人摄入洗衣胶囊

1. 我们应该关注洗衣胶囊中毒吗?
2. 洗衣胶囊与传统的洗涤剂有何不同?
3. 该如何治疗洗衣胶囊中毒的患者?
4. 能采取什么措施来减少洗衣胶囊中毒的危害?

摘　要:洗衣胶囊的摄入是儿童发病率和死亡率逐渐增加的一个原因。然而,文献中尚无成人意外摄入洗衣胶囊导致损伤的报道。我们报道的是一名 50 岁男性患者摄入洗衣胶囊并有食管和胃损伤的案例。

关键词:洗衣房;洗涤剂;胶囊;腐蚀性物质;摄入

急诊科表现

主诉:50 岁男性出现呕吐和吞咽困难。

现病史

一名患有高血压的 50 岁男性患者,因不认识英文误将含 Tide Pods® 英语字样的洗衣胶囊当糖果食用。摄入后立即出现呕吐,并在之后 6 h 内反复呕吐。他尝试饮水和进食时,会引起疼痛和反复呕吐。患者在摄入洗衣胶囊 12 h 后被送到急诊科,主诉是吞咽困难。

既往史	高血压
用药史	无
过敏史	无
个人史	无吸烟、饮酒及吸毒史

体格检查

血　压	心　率	呼吸频率	体　温	血氧饱和度
185/111 mmHg	83 次/min	16 次/min	36.4℃	97%

一般情况：卧床，自主体位。

五官：头颅正常；瞳孔、舌无异常；口咽正常、无烧伤。

心血管系统：心率齐且节律规则，未闻及杂音。

肺部：双肺呼吸音对称；肺部听诊清音，无湿啰音或干啰音。

腹部：肠鸣音正常，腹平软，无肿块，无压痛。

神经系统：神志清楚；对答切题。

皮肤：温暖，灌注良好。

实验室检查

白细胞	血红蛋白	血细胞比容	血小板
$9.2×10^9$/L	152 g/L	45%	$223×10^4$/L

钠	钾	氯	二氧化碳结合力
139 mmol/L	4.0 mmol/L	103 mmol/L	27 mmol/L

血尿素氮	肌酐	葡萄糖
5.7 mmol/L	70.72 μmol/L	5.44 mmol/L

辅助检查

食管胃十二指肠镜检查显示食管和胃弥漫性浅表性红斑和溃疡（Zargar 分级Ⅱa级）（图 A~D）。

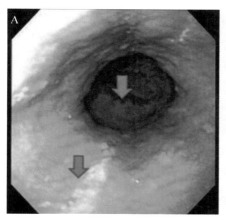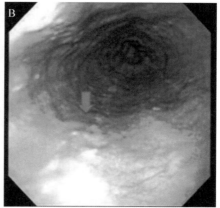

图 A, B Ⅱa 级食管损伤

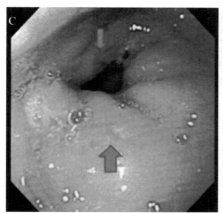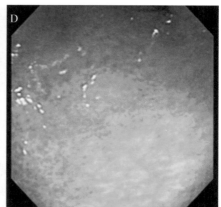

图 C 胃窦和幽门溃疡　　　　　　　　　**图 D 胃黏膜红斑**

入院病程

患者接受质子泵抑制药治疗，且在夜间给予流食。住院期间没有再呕吐，他的吞咽困难也好转了，并于第 2 天出院了。

案例要点

1. 我们应该关注洗衣胶囊中毒吗？

2012 年，美国市场上出现单剂量的洗衣胶囊，作为一种新的、更方便的液体替代品。这些色彩鲜艳、富有吸引力的胶囊可能类似糖果或玩具，同时也可能在儿童中毒中扮演重要角色。从 2012 年到 2013 年,毒物控制中心(Poison Control Centers,PCC)收到 1.7 万多例儿童洗衣胶囊中毒的报告[1]。这个惊人的数字仅仅是不到 2 年收集到的报告,而真实的中毒数量可能更大。

从 2012 年到 2013 年,洗衣胶囊中毒需要的治疗水平高于儿童中毒的整体治疗水平[1]。成年人洗衣胶囊中毒不常见。与传统的洗衣液和洗衣粉相比,洗衣胶囊中毒可以导致 5 倍以上的严重后果[2]。根据 PCC 的一项数据研究发现:洗衣胶囊中毒的儿童中有 102 例需要气管插管,2 例导致死亡[1]。

2. 洗衣胶囊与传统的洗涤剂有何不同?

通常情况下,意外摄入传统洗衣粉和洗衣液中毒症状较轻,主要是轻度的口腔刺激和短暂呕吐的胃肠道反应[3]。新型洗衣胶囊在欧洲已经上市 10 年多,并导致严重的发病率。尽管制造商不同,洗衣胶囊通常主要包含乙氧基化醇、丙二醇和线性烷基苯磺酸盐,它们被包裹在水溶性聚乙烯醇膜内[4]。

摄入洗衣胶囊导致的胃肠道反应与摄入非胶囊洗涤剂基本相同。然而,摄入洗衣胶囊出现嗜睡、昏睡、昏迷和气管损伤的程度大于摄入非胶囊洗涤剂[2,4]。目前尚不清楚这些损伤是由乙氧基化醇引起的还是丙二醇引起的,或者两者都有。同样,成人中毒是否会引起这些相似的神经系统表现也不清楚。

3. 该如何治疗洗衣胶囊中毒的患者?

洗衣胶囊中毒的初步治疗是支持疗法。

患者可能会或不会出现口咽刺激和烧伤,但是由于与接触其他腐蚀性物质的中毒一样,这些表现(或缺乏)不是食管和胃损伤的可靠预测指标。由于口咽部损伤和食管损伤之间没有可靠相关性,克雷恩(Crain)等人建议患者接触了腐蚀性物质并且病情有 2 种或 2 种以上严重症状时(呕吐、流涎和喘鸣)应该进行内镜检查[5]。

针对摄入洗衣胶囊导致食管损伤的研究比较有限。少数案例系列和个案报道发现仅有食管表浅损伤,没有食管狭窄的案例报道[6-8]。尽管洗衣胶囊的黏性很高,不容易造成远端损伤。但由于其易于大量摄入和吞咽方式不同,导致损伤情况难以预测。应该根据患者的临床表现和病情进展状况而决定是否需要行食管胃十二指肠镜检查。

4. 能采取什么措施来减少洗衣胶囊中毒的危害?

　　2012 年 5 月,美国毒物控制中心协会发布了一份详细的安全预防措施报告,在全国范围内敲响了警钟。Tide Pods® 洗衣胶囊的制造商宝洁公司以及其他制造商响应号召,进行安全教育活动,在广告上附加警告,并在容器桶上贴上标签,提醒用户让儿童远离该产品。宝洁公司还在其产品容器的盖子上增加了插销使其更难打开[9]。他们还用不透明容器替代透明容器以降低儿童的可见度。

　　最新数据表明,洗衣胶囊中毒数量可能在下降;然而,目前尚不清楚的是这种下降是减少危害的战略结果还是 PCC 报告数量季节性下降的原因[1]。同样也不清楚是否所有品牌的容器对儿童都是安全的,并且到目前为止也还没有安全包装的标准。洗衣胶囊的哪些成分毒性最大还需进一步研究确定,一旦确定了毒性最大的成分,产品重新配方可能会减轻危害。

特殊专业指导

急诊医学
- 与传统的洗衣粉和洗衣液相比,洗衣胶囊中毒会导致更严重的不良反应。
- 洗衣胶囊导致的症状包括:
  —胃肠道症状
  - 呕吐
  - 恶心
  - 口咽刺激
  - 腹痛
  - 腹泻
  —神经系统症状
  - 嗜睡
  - 昏睡

- 激动/易怒
- 昏迷

—肺部症状

- 咳嗽/窒息
- 呼吸困难
- 呼吸抑制
- 肺炎

- 管理

—洗衣胶囊中毒的治疗主要是支持治疗

—食管胃十二指肠镜检查根据临床表现决定

—必要时气管插管

公共卫生

- 洗衣胶囊中毒比传统的洗涤剂中毒需要更多的医疗护理、住院治疗和重症监护。
- 公共卫生方面的努力已经使洗衣胶囊中毒数量有所下降，但是仍然需要建立安全标准。
- 非英语语言交流的患者特别容易中毒，因为危险标示的警告可能会被忽视。

参考文献

［1］ Valdez AL, Casavant MJ, Spiller HA, Chounthirath T, Xiang H, Smith GA. Pediatric exposure to laundry detergent pods. Pediatrics, 2014, 134(6): 1 - 9.

［2］ Forrester MB. Comparison of pediatric exposures to concentrated "pack" and traditional laundry detergents. Pediatr Emerg Care, 2013, 29(4): 482 - 486.

［3］ Fulton JA. Caustics. In: Nelson LS, Lewis NA, Howland MA, Hoffman RS, Goldfrank LR, Flomenbaum NE, editors. Goldfrank's Toxicologic Emergencies. 9th ed. New York: McGraw Hill, 2011: 1364 - 1373.

［4］ Buehler MC, Gala PK, Wolfe HA, Meaney PA, Henretig FM. Laundry detergent "pod" ingestions: a case series and discussion of recent literature. Pediatr Emerg Care, 2013, 29(6): 743 - 747.

［5］ Crain EF, Gershel JC, Mezey AP. Caustic ingestions: symptoms as predictors of esophageal injury. Am J Dis Child, 1984, 138(9): 863 - 865.

［6］ Bramuzzo M，Amaddeo A，Facchina G，Neri E，Martelossi S，Barbi E. Liquid detergent capsule ingestion：a new pediatric epidemic? Pediatr Emerg Care，2013，29(3)：410－411.

［7］ Smith E，Liebelt E，Noguiera J. Laundry detergent pod ingestions：is there a need for endoscopy? J Med Toxicol，2014，10(3)：286－291.

［8］ Williams H，Bateman N，Thomas S，Thompson J，Scott R，Vale A. Exposure to liquid detergent capsules：a study undertaken by the UK National Poison Information Service.Clin Toxicol，2012，50(8)：776－780.

［9］ Ng S. Safety experts raise concern over popular laundry packs — new alarm bells over single-dose detergent capsules as risk to children. The Wall Street Journal，2013. www.wsj.com. Assessed 30 Jan 2015.

案例 2

昏迷和代谢性酸中毒

1. 哪些常见的外源性化学物质会导致代谢性酸中毒？
2. 使用氰化物的常见工业环境或职业有哪些？
3. 氰化物中毒的作用机制是什么？
4. 实验室检测氰化物的作用是什么？
5. 氰化物中毒的心血管表现是什么？
6. 氰化物的潜在解毒药有哪些？
7. 哪些职业经常使用氰化物？

摘　要：氰化物是为数不多的被称为"击倒"剂的化学物质之一，因为从摄入到症状发作的时间间隔很短。本案例是一名 22 岁的女性患者，她试图服用氰化物自杀。本章讨论氰化物中毒的临床表现、诊断思路和治疗策略。

关键词：自杀；氰化物；代谢性酸中毒；氰化物解毒剂；羟钴胺

现病史

急救中心接到求救，一名 22 岁的女性在家中被发现没有反应。患者 15 min 前给朋友发短信，说要自杀，患者朋友无法与患者取得联系时，拨打电话给急救中心求救。急救人员到达时，发现患者没有反应。

既往史	抑郁症
用药史	氟西汀
过敏史	不明药物变态反应
家族史	不详
个人史	不详

体格检查

血　压	心　率	呼吸频率	体　温	血氧饱和度
80/40 mmHg	120 次/min	24 次/min	37℃	98%（室内空气）

在患者身边发现了一份自杀遗书和一个网上购买的小罐。

一般情况：无反应。

心血管系统：节律规则。

肺部：双肺听诊清音。

神经系统：深反射正常，肌肉紧张度正常，无肌阵挛。对疼痛没有反应。

实验室检查

白细胞	血红蛋白	血小板
14×10^9/L	125 g/L	324×10^9/L

钠	钾	氯	二氧化碳结合力
140 mmol/L	5.5 mmol/L	105 mmol/L	8 mmol/L

血尿素氮	肌酐	葡萄糖
4.98 mmol/L	88.4 mol/L	7.1 mmol/L

天冬氨酸转氨酶	谷丙转氨酶
68 U/L	41 U/L

对乙酰氨基酚、水杨酸盐类和乙醇均检测不到

动脉血气（FiO_2：100%）：pH：7.2；二氧化碳分压：20；氧分压：270

羧基化血红蛋白：2%；氨基甲酰血红蛋白：1%

静脉血气（FiO_2：100%）：pH：7.19；二氧化碳分压：21；氧分压：267

辅助检查

头颅 CT：未见出血或肿块。

入院病程

患者面罩吸氧，并进行实验室检查包括血气分析。随后给患者进行气管插管，行头部 CT 检查，并使用解毒药。

服用解毒剂后，患者的血流动力学状况有所改善。随后被送入重症监护室，2 d 后转到精神病科治疗。

案例要点

1. 哪些常见的外源性化学物质会导致代谢性酸中毒？

能引起代谢性酸中毒的常见外源性化学物：

- 对乙酰氨基酚
- 乙酰唑胺
- 乙腈
- 叠氮化物
- 一氧化碳
- 氰化物
- 去羟肌苷
- 乙醇
- 乙二醇/二甘醇
- 乙二醇单丁醚
- 甲酸
- 氢氰酸
- 酮症酸中毒(乙醇中毒、糖尿病等)
- 铁
- 异烟肼
- 二甲双胍/苯乙双胍
- 甲醇
- 硝普盐
- 苯酚
- 磷
- 丙二醇
- 水杨酸盐
- 茶碱
- 甲苯
- 托吡酯
- 丙戊酸

2. 使用氰化物的常见工业环境或职业有哪些？

使用氰化物的常见环境和职业：

- 化学制造业
- 电镀业
- 金属电镀
- 金属剥离

（续表）

● 珠宝制作业	● 镜子制造业
● 实验室工作	● 尼龙生产业
● 金属抛光	● 农药制造业

3. 氰化物中毒的作用机制是什么？

　　氰化物抑制许多酶，尤其是细胞色素氧化酶[1]。氰化物抑制的其他酶包括乙酰乙酸脱羧酶、碳酸酐酶、谷氨酸脱羧酶、2-酮-4-氢戊二酸醛缩酶、亚硝酸还原酶、琥珀酸脱氢酶和黄嘌呤氧化酶[2]。在线粒体内膜上，氰化物与细胞色素氧化酶中的铁离子结合，从而抑制电子传递。结果使腺苷三磷酸（adenosine triphosphate，ATP）的产生受到严重抑制。癫痫发作可能是谷氨酸脱羧酶抑制的结果，随后降低 γ-氨基丁酸（γ-aminobutyric acid，GABA）浓度。此外，氰化物刺激门冬氨酸受体[3]并增加细胞内钙的浓度[4]，最终导致细胞凋亡[5]。

4. 实验室检测氰化物的作用是什么？

　　氰化物含量可以在一些机构测量，但通常只在专业实验室里进行检测。氰化物含量由于从开始测试到获得结果需要很长时间，因此检测技术难度高，且难以改进。然而有几个线索可能有助于氰化物的诊断。在临床中，乳酸超过 8 mmol/L[6]（也可能为 10 mmol/L）[7]，结合静脉血和动脉血之间的氧分压<10 mmHg 时，提示氰化物中毒可能[8]。

5. 氰化物中毒的心血管表现是什么？

　　因为心脏对 ATP 消耗特别敏感，所以心脏是体内受影响最大的器官之一。早期表现为伴或不伴轻度高血压的心动过速。后来可能出现低血压、心动过缓和心律失常。也可能会出现 ST 段缩短，从而导致"T on R"现象[9]。

6. 氰化物的潜在解毒药有哪些？

　　氰化物中毒有两种主要的潜在治疗方法。

　　传统治疗包括市场上销售的氰化物解毒剂试剂盒，其包含亚硝酸盐和硫代硫酸盐混合物。亚硝酸正戊酯(可在吸入安瓿中获得)和亚硝酸钠(可用3％的溶液静脉输注)可诱导高铁血红蛋白血症[10]。

亚硝酸钠是亚硝酸盐产品的主要成分。硫代硫酸钠是罗丹酶的硫供体,这有助于将氰化物转化为硫代硫酸盐。亚硝酸钠成人的典型剂量是300 mg(3％的溶液10 ml),儿童是0.33 ml/kg(儿科用)。低剂量可用于贫血患者。硫代硫酸钠制成25％的溶液;成人典型的剂量为12.5 g(50 ml),而儿童典型的剂量为1.65 ml/kg。

在氰化物中毒与一氧化碳中毒共存的情况下,如火灾受害者,应避免使用亚硝酸盐,因为碳氧血红蛋白和高铁血红蛋白之间携氧能力的协同降低[11]。

还可以使用维生素B_{12}的前体——羟钴胺素。羟钴胺素上的钴离子与氰化物结合形成氰钴胺(维生素B_{12})被肾脏清除。羟钴胺素成人的典型起始剂量为5 g;这个剂量可以重复一次。因为羟钴胺素在体液可以产生强烈的红色变色,所以依赖于比色法检测的实验数据包括肝功能、肌酐和镁等结果会受到影响,导致结果不准确[12]。有人认为羟钴胺素与硫代硫酸钠合用会产生协同效果[13]。

乙二胺四乙酸(EDTA)已经在澳大利亚和欧洲部分地区使用。它可以螯合氰化物,随后这种复合物通过尿液排泄[14]。

除解毒疗法外,还需要使用晶体液和血管活性药物纠正低血压。

7. 哪些职业经常使用氰化物?

珠宝商和参与回收贵金属的是一些常见的使用氰化物较多的职业。氰化物水溶液可与金或银结合形成可溶性化合物。铜矿通常有很大的含水碱性氰化物盐池,便于从不纯的矿石中提取金和银[2]。氰化物也用于造纸、塑料、橡胶、镜子制造和电镀作业的生产。历史上,氰化物通常用于摄影和熏蒸。虽然消防员通常不直接接触氰化物,但可能会通过烟雾吸入导致氰化物中毒。

特殊专业指导

院前急救

如果有氰化物气体,急救人员应使用适当的个人防护装备。

急诊医学

如果病史表明被快速"击倒"，应该考虑诊断氰化物中毒。

静脉血和动脉血中存在相似的氧分压，以及乳酸明显升高（通常大于10），建议诊断氰化物中毒。

碳氧血红蛋白水平同时升高的患者不应接受亚硝酸盐的治疗，因为同时产生高铁血红蛋白血症很危险。

参考文献

［1］　Ballantyne B. Toxicology of cyanides. In：Ballantyne B，Marrs TC，editors. Clinical and experimentaltoxicology of cyanides. Bristol，England：IOP Publishing，1987：41 - 126.

［2］　Curry SC，LoVecchio FA. Hydrogen cyanide and inorganic cyanide salts. In：JB SJR，Krieger GR，editors. Clinical environmental health and toxic exposure. 2nd ed. Philadelphia，PA：Lippincott，Williams& Wilkins，2001：705 - 716.

［3］　Arden SR，Sinor JD，Potthoff WK，et al. Subunit-specific interactions of cyanide with the N-methyl-D-aspartate receptor. J Biol Chem，1998，273：21505 - 21511.

［4］　Mathangi DC，Namasivayam A. Calcium ions：its role in cyanide neurotoxicity. Food ChemToxicol，2004，42：359 - 361.

［5］　Mills EM，Gunasekar PG，Pavlakovic G，et al. Cyanide-induced apoptosis and oxidative stress indifferentiated PC12 cells. JNeurochem，1996，67：1039 - 1046.

［6］　Baud FJ，Borron SW，Megarbane B，et al. Value of lactic acidosis in the assessment of the severityof acute cyanide poisoning. Crit Care Med，2002，30：2044 - 2050.

［7］　Huzar TF，George T，Cross JM. Carbon monoxide and cyanide toxicity：etiology，pathophysiologyand treatment in inhalation injury. Expert Rev Respir Med，2013，7（2）：159 - 170.

［8］　Gracia R，Shepherd G. Cyanide poisoning and its treatment. Pharmacotherapy，2004，24：1358 - 1365.

［9］　Brooks DE，Levine M，O'Connor AD，et al. Toxicology in the ICU：part 2：specific toxins. Chest，2011，140：1072 - 1085.

［10］　Chen KK，Rose C. Nitrite and thiosulfate therapy in cyanide poisoning. JAMA，1952，149：113 - 119.

［11］　Levine M，Spyres M. In reply：smoke inhalation. N Engl J Med，2016.

［12］　Curry SC，Connor DA，Raschke RA. Effect of the cyanide antidote hydroxocobalamin on commonlyordered serum chemistry studies. Ann Emerg

Med，1994，24：65－67.

[13] Rose CL，Worth RM，Chen KK. Hydroxo-cobalamine and acute cyanide poisoning in dogs. LifeSci, 1965，4：1785－1789.

[14] Holland MA，Kozlowski LM. Clinical features and management of cyanide poisoning. ClinPharm，1986，5：731－741.

案例 3

儿童摄入减肥药

1. 墨西哥减肥产品中发现的哪些特定物质会引起人们对中毒的关注？
2. 为什么含有黄色夹竹桃的减肥产品会受到关注？
3. 心脏活性激素的作用机制是什么？
4. 还有哪些非药物含有心脏活性激素？
5. 你能否通过获得地高辛的含量来检测非药物性心脏活性激素的存在？
6. 什么时候治疗非药物性心脏活性激素中毒？
7. 地高辛特异性 Fab 片段在逆转非药物性心脏活性激素中毒中起作用吗？
8. 为什么克伦特罗被用作减肥药？
9. 克伦特罗中毒的症状是什么？
10. 二硝基酚导致体重减轻和中毒的作用机制是什么？
11. 二硝基酚中毒的表现是什么？

摘　要：一名 3 岁的小男孩吃了几片他妈妈从墨西哥带回的减肥药。虽然他没有出现中毒的临床迹象，但根据产品说明中的有效成分，摄入该减肥药仍令人担忧。本章回顾了"减肥药"中的一些成分，它们是如何引起中毒的，以及与中毒相关的临床表现。

关键词：心脏活性激素；地高辛；黄色夹竹桃；克伦特罗；二硝基酚

现病史

一名 3 岁的男孩发现了一瓶已经打开的从墨西哥带回的减肥药,孩子的母亲发现他正嚼几片药,同时有些药片散落在周围。根据药的数量,小男孩大约吃了 19 片减肥药。减肥药上列出的活性成分是"troncomín 20 mg"。30 min 后小男孩被送到急诊室。

既往史	无
用药史	无
过敏史	不明药物变态反应
个人史	与父母和哥哥姐姐居住,主要是妈妈照看
家族史	外祖母患有糖尿病,外祖父和父亲患有高血压,直系亲属无其他病史

体格检查

血 压	心 率	呼 吸	体 温	血氧饱和度	体重
103/59 mmHg	120 次/min	16 次/min	37.2℃	100%（室内空气）	15 kg

一般情况:清醒,警觉,无痛苦地坐在母亲的腿上,玩耍和环视房间周围。

五官:瞳孔等大等圆,对光反射灵敏。黏膜湿润,齿龄正常,口咽无红斑、水肿或溃疡。

心血管系统:心率齐;无心脏杂音、奔马律或心包摩擦声。

肺部:两侧听诊清音,无喘息、啰音或鼾音。正常呼吸力度,无喘鸣音,无呼吸困难。

腹部:腹软,无腹胀及腹肌紧张。腹部触诊无压痛,听诊肠鸣音活跃。

肌肉骨骼系统:四肢正常,无畸形,触诊无捻发音或无压痛。

皮肤:无杵状指或发绀,触之温暖,皮肤颜色正常,腋窝潮湿。

神经系统:遵嘱活动,肌张力正常,肌反射正常。无异常隆起。面部对称,伸舌居中,眼球运动正常,无眼球震颤。

实验室检查

白细胞	血红蛋白	血细胞比容	血小板	差　异
$10 \times 10^9 / L$	120 g/L		$210 \times 10^9 / L$	

钠	钾	氯
141 mmol/L	3.5 mmol/L	105 mmol/L

二氧化碳结合力	血尿素氮/肌酐	葡萄糖
24 mmol/L	2.85/26.52 mmol/L	5.72 mmol/L

对乙酰氨基酚：阴性

水杨酸：阴性

乙醇：阴性

辅助检查

心电图显示：窦性心动过速。

血清地高辛水平为 0.1 ng/mL——中毒后约 1 h 抽取。

入院病程

- 患者摄入的产品含有黄色夹竹桃。

- 给患者 1 g/kg 的静脉用活性炭，静脉注射，然后转院到三甲医院儿童中心。

- 抵达三甲医院儿童中心时，他的生命体征是：

血　压	心　率	呼　吸	体　温	血氧饱和度
122/67 mmHg	100 次/min	15 次/min	37.0℃	100%（室内空气下）

- 患者神志清楚，并且表现出与年龄相称的行为。

- 4 h 后地高辛的再次测量浓度为 0.5 ng/mL，钾浓度为 3.7 mmol/L，患者的钾峰值为 4.2 mmol/L。

- 患者留院观察。病情无明显变化，没有特殊治疗。
- 患者第 2 天出院回家了。

案例要点

1. 墨西哥减肥产品中发现的哪些特定物质会引起人们对中毒的关注？
- 墨西哥减肥产品中需要注意的几种潜在成分包括：
  - 黄色夹竹桃坚果
  - 安非他明
  - 甲状腺药物
  - 二硝基酚
  - 利尿药
  - 克伦特罗
- 来自其他国家的商业膳食制剂可能含有黄色夹竹桃其他名称：roncomín、capslim、gavafute、almendraquemagrasa、Thevetia peruviana。

2. 为什么含有黄色夹竹桃的减肥产品会受到关注？
- 黄色夹竹桃含有 8 种不同的心脏活性激素。
- 黄色夹竹桃是非药物性心脏活性激素，而地高辛是药物性心脏活性激素。
- 非药物性心脏活性激素会产生与地高辛类似的中毒表现。
- 食用黄色夹竹桃后，患者经常会出现胃肠道症状和房室传导效应的中毒表现。然而，在斯里兰卡的一个群体中毒事件中，很少有患者出现室性异搏或快速心律失常[1]。

3. 心脏活性激素的作用机制是什么？
- 心脏活性激素抑制心肌钠-钾泵，最终导致细胞质内钙离子增加并促进钙离子从肌质网释放。这使心肌收缩强度增加和肌力增强。
- 心脏活性激素也能增加迷走神经的张力。
- 过量的心脏活性激素可能导致非特异性症状，如恶心、呕吐和腹痛。
- 最终，患者会出现缓慢心律失常和高钾血症。
- 最常见的心律失常是房室交界区传导阻滞，但患者也有异位搏动和双向性室性心动过速[2]。

- 高钾血症(>5 mmol/L)是急性地高辛过量死亡的预测因素[3]。

4. 还有哪些非药物含有心脏活性激素？

- 毛地黄(洋地黄属)
- 夹竹桃(夹竹桃类)
- 山谷百合(铃兰花)
- 海葱素(海葱属)
- 青蛙的蟾蜍类

5. 你能否通过获得地高辛的含量来检测非药物性心脏活性激素的存在？

- 地高辛与这些化合物发生交叉反应的一些免疫测定[4]。
- 其他检测方法对药物地高辛更为特异，但可能不会发生交叉反应。特别是，有报道称单克隆实验不能检测非药物性心脏活性激素[5,6]。
- 这些情况下地高辛含量有助于定性检测(阳性/阴性)，但是其实际含量不能预测中毒严重程度[7]。

6. 什么时候治疗非药物性心脏活性激素中毒？

- 治疗急性/意外摄入的患者给予单剂量活性炭是合理的，以防止心脏活性激素的吸收。此外，有证据表明，多次给予活性炭有助于通过肠肝循环清除这些毒素。
- 初始治疗：如果可以，给予活性炭。开通静脉通道、心电监护和动态检查电解质。
- 目前尚不明确是否需要反复检测地高辛含量，因为都不是通过外周血直接检测非药物性心脏活性激素，而是通过与地高辛的交叉反应而测得的[7]。
- 当患者血钾>5 mmol/L，出现阵发性心动过缓，自律性异常、异搏或室性心律失常时，可考虑使用地高辛特异性 Fab 片段(DigiBind 或 DigiFab)[8]。
- 对于摄入非药物性心脏活性激素的无症状患者，可以进行保守治疗，动态观察。

- 对于慢性中毒或者长期使用这些产品的患者,治疗方法有所不同,但都需要个体化治疗。

7. 地高辛特异性 Fab 片段在逆转非药物性心脏活性激素中毒中起作用吗?

- 有研究和案例报道描述了地高辛特异性 Fab 片段在治疗植物强心苷和蟾蜍类中毒方面的作用[1,4,5,9,10,11]。

- 非药物性心脏活性激素中毒患者可能需要更高剂量的地高辛特异性 Fab 片段和重复给药(有报道多达 37 瓶),因为地高辛 Fab 片段对非药物性心脏活性激素的亲和力降低[12]。

- 对于与地高辛中毒相似症状的非药物性心脏活性激素患者,推荐起始剂量为 10～20 瓶地高辛特异性 Fab 片段[4,11]。

8. 为什么克伦特罗被用作减肥药?

- 克伦特罗是一种 β_2 受体激动药,它会增加肌肉肥大和加快肌纤维的生长。

- 在牛身上使用克伦特罗,可以增加肌肉和减少脂肪。

9. 克伦特罗中毒的症状是什么?

- 心动过速[13]
- 恶心和腹泻[13]
- 震颤[13]
- 高血压[13]
- 白细胞增多[13]
- 低钾血症[13]

10. 二硝基酚导致体重减轻和中毒的作用机制是什么?

- 二硝基酚(2,4-二硝基酚)通过氧化磷酸化解偶联增加代谢。

- 通过氧化磷酸化解偶联,腺苷三磷酸不能在线粒体合成。

- 进入腺苷二磷酸和磷酸盐之间形成键的能量会随着热量的散失而消散,从而导致高热。

11. 二硝基酚中毒的表现是什么？

- 高热
- 粒细胞缺乏症
- 发汗
- 口渴
- 呼吸衰竭
- 全身不适
- 皮疹
- 昏迷
- 死亡

案例结论

在这个案例中，一名 3 岁的男孩接触了含有黄夹竹桃的墨西哥减肥药。草药和膳食添加剂包含很多不同的毒物：克伦特罗、2,4 -二硝基酚和非药物强心苷毒物。给予患者活性炭治疗并观察了一夜。考虑到地高辛检测呈阳性，因此没有做额外的治疗，患者没有出现临床中毒症状。

特殊专业指导

内科/家庭医学

- 地高辛水平可能有助于预测非药物性心脏活性激素中毒，但其水平的高低与中毒程度没有相关性。因为随着地高辛检测变得越有特异性，其与其他心脏活性激素的交叉反应会越少。实验室结果呈阴性不能排除非药物性心脏活性激素中毒。同时是否有必要反复测定地高辛含量还不明确。
- 对所有疑似中毒的患者都必须检查电解质和心电图。
- 大多数意外/故意急性摄入的患者都需要严密监测病情，并向毒物专家或毒物中心咨询。
- 心电图显示双向性室性心动过速的患者几乎都可以诊断为心脏活性激素中毒，可能是地高辛中毒，也可能是非药物强心苷中毒。
- 中毒的主要特征包括：高钾血症、阵发性心动过缓和各种心律失常。
- 与地高辛中毒一样，一旦已经给予 Fab 片段，不应该反复检测地高辛水平。应根据临床表现决定是否需要增加地高辛特异性 Fab 片段的剂量。

儿科学

- 地高辛含量可能有助于确定非药物性心脏活性激素中毒,但其水平的高低与中毒程度没有相关性。因为随着地高辛检测变得越有特异性,其与其他心脏活性激素的交叉反应会越少。实验室结果呈阴性不能排除非药物性心脏活性激素中毒。同时是否有必要反复测定地高辛含量还不明确。
- 对所有疑似中毒的患者都必须检查电解质和心电图。
- 大多数意外/故意急性摄入的患者需要都需要严密监测病情,并向毒物专家或毒物中心咨询。
- 心电图显示双向性室性心动过速的患者几乎都可以诊断为心脏活性激素中毒,可能是地高辛中毒,也可能是非药物强心苷中毒。
- 中毒的主要特征包括:高钾血症、阵发性心动过缓和各种心律失常。
- 与地高辛中毒一样,一旦已经给予 Fab 片段,不应该反复检测地高辛水平。应根据临床表现决定是否需要增加地高辛特异性 Fab 片段的剂量。

急诊医学

- 给患者使用活性炭以防止摄入的心脏活性激素的吸收,尤其是在摄入 1 h 内。
- 有些案例报道推荐多次给予活性炭,因为很多心脏活性激素(药物和非药物)会进行肠肝循环。
- 地高辛含量可能有助于确定非药物性心脏活性激素中毒,但其水平的高低与中毒程度没有相关性。因为随着地高辛检测变得越有特异性,其与其他心脏活性激素的交叉反应会越少。实验室结果呈阴性不能排除非药物性心脏活性激素中毒。同时是否有必要反复测定地高辛含量还不明确。
- 对所有疑似中毒的患者都应该检测电解质和心电图。
- 大多数意外/故意急性摄入的患者都需要严密监测病情,并向毒物专家或毒物中心咨询。

- 心电图显示双向性室性心动过速的患者几乎都可以诊断为心脏活性激素中毒，可能是地高辛中毒，也可能是非药物强心苷中毒。
- 由于地高辛对非药物性心脏活性激素的亲和力降低，非药物性心脏活性激素中毒患者可能需要更高剂量的地高辛特异性 Fab 片段来稳定。初始推荐剂量为 10～20 小瓶。
- 与地高辛中毒一样，一旦已经给予 Fab 片段，就不应该反复检测地高辛水平。应根据临床表现决定是否需要增加地高辛特异性 Fab 片段的剂量。

毒理学
- 给患者使用活性炭以防止摄入的心脏活性激素的吸收，尤其是在摄入 1 h 内。
- 有些案例报道推荐多次给予活性炭，因为很多心脏活性激素（药物和非药物）会进行肠肝循环。
- 地高辛含量可能有助于确定非药物性心脏活性激素中毒，但其水平的高低与中毒程度没有相关性。因为随着地高辛检测变得越有特异性，其与其他心脏活性激素的交叉反应会越少。实验室结果呈阴性不能排除非药物性心脏活性激素中毒。同时是否有必要反复测定地高辛含量还不明确。
- 对所有疑似中毒的患者都应该检测电解质和心电图。
- 大多数意外/故意急性摄入的患者都需要严密监测病情，并向毒物专家或毒物中心咨询。
- 心电图显示双向性室性心动过速的患者几乎都可以诊断为心脏活性激素中毒，可能是地高辛中毒，也可能是非药物强心苷中毒。
- 由于地高辛对非药物性心脏活性激素的亲和力降低，非药物性心脏活性激素中毒患者可能需要更高剂量的地高辛特异性 Fab 片段来稳定。初始推荐剂量为 10～20 小瓶。
- 与地高辛中毒一样，一旦已经给予 Fab 片段，就不应该反复检测地高辛水平。应根据临床表现决定是否需要增加地高辛特异性 Fab 片段的剂量。

参考文献

［ 1 ］ Eddleston M, Rajapakse S, Rajakanthan K, et al. Anti-digoxin Fab fragments in cardiotoxicity induced by ingestion of yellow oleander: a randomized controlled trial. Lancet, 2000a, 355(9208): 967 - 972.

［ 2 ］ Eddleston M, Ariaratnam C, Sjostrom L, et al. Acute yellow oleander (Thevetia peruviana) poisoning: cardiac arrhythmias, electrolyte disturbances, and serum cardiac glycoside concentrations on presentation to hospital. Heart. 2000b, 83, 301 - 306.

［ 3 ］ Bismuth C, Gaultier M, Conso F, Efthymiou M. Hyperkalemia in acute digitalis poisoning: prognostic significance and therapeutic implications. Clin Toxicol, 1973, 6: 153 - 162.

［ 4 ］ Barrueto F, Jortani S, Valdes R, Hoffman R, Nelson L. Cardioactive steroid poisoning from an herbal cleansing preparation. Ann Emerg Med, 2003, 41: 396 - 399.

［ 5 ］ Brubacher J, Hoffman R, Kile T. Toad venom poisoning: failure of a monoclonal digoxin immune assay to cross-react with the cardioactive steroids. Clin Toxicol, 1996, 34(5): 529 - 530.

［ 6 ］ Dasgupta A, Datta P. Rapid detection of oleander poisoning using digoxin immunoassays: comparison of five assays. Ther Drug Monit, 2004, 26(6): 658 - 663.

［ 7 ］ Dasgupta A. Therapeutic drug monitoring of digoxin: impact of endogenous and exogenous digoxin-like immunoreactive substances. Toxicol Rev, 2006, 25: 273 - 281.

［ 8 ］ Lapostolle F, et al. Digoxin-specific Fab fragments as single first-line therapy in digitalis poisoning.Crit Care Med, 2008, 36: 3014 - 3018.

［ 9 ］ Brubacher J, Lachmanen D, Ravikumar P, Hoffman R. Efficacy of digoxin specific Fab fragments(Digibind®) in the treatment of toad venom poisoning. Toxicon, 1999, 37: 931 - 942.

［10］ Cheung K, Urech R, Taylor L, Duffy P, Radford D. Plant cardiac glycosides and digoxine Fab antibody. J Paediatr Child Health, 1991, 27(5): 312 - 313.

［11］ Safadi R, Levy I, Amitai Y, Caraco Y. Beneficial effect of digoxin-specific Fab fragments in oleander intoxication. Arch Intern Med, 1995, 155: 2121 - 2125.

［12］ Rich SA, Libera JM, Locke RJ. Treatment of foxglove extract poisoning with digoxin-specific Fab fragments. Ann Emerg Med, 1993, 22: 1904 - 1907.

［13］ Ramos F, Silveira I, Silva JM, et al. Proposed guidelines for clenbuterol food poisoning. Am J Med, 2004, 117: 362.

案例 4

水杨酸盐的摄入

1. 水杨酸盐的来源是什么？

2. 急性水杨酸盐中毒的症状和体征是什么？

3. 水杨酸盐的药动学是什么？

4. 哪些实验室检查对急性水杨酸盐中毒有用？

5. 水杨酸盐含量是如何检测和报告的？

6. 急性水杨酸盐中毒会出现什么酸碱平衡紊乱？

7. 急性水杨酸盐中毒对凝血有什么影响？

8. 活性炭对急性水杨酸盐中毒有什么作用？

9. 液体复苏对急性水杨酸盐中毒有什么作用？

10. 碳酸氢钠疗法的基本原理是什么？

11. 水杨酸盐中毒患者插管安全吗？

12. 如何解释水杨酸盐含量的下降？

13. 体外清除（血液透析）的适应证是什么？

14. 慢性水杨酸盐中毒有什么不同？

摘　要：乙酰水杨酸（阿司匹林）是最常见的水杨酸盐，易于购买且被广泛使用。它可迅速造成致命性中毒。水杨酸盐中毒的临床表现有胃肠道症状、耳鸣、凝血障碍、严重代谢紊乱、氧化磷酸化解偶联、肺水肿和中枢神经系统中毒症状，其包括中毒性脑病、痉挛、昏迷、脑水肿、甚至死亡。本案例讲述了一位因故意服用水杨酸盐而中毒的 47 岁男性患者。我们回顾了水杨酸盐的来源、临床表现及诊断思路。同时进一步介绍了水杨酸盐中毒的治疗原则和其他治疗的适应证,包括洗胃、液体复苏、碳酸氢钠碱化疗法和血液透析清除毒素。

关键词:水杨酸盐;阿司匹林;中毒;摄入;毒性;酸中毒;碱化

急诊科表现

主诉:耳鸣、恶心、呕吐。

既往史	轻度智力低下 高血压 精神分裂症 强迫症
用药史	每天口服舍曲林 100 mg 每天睡前口服氯氮平 100 mg 每天 2 次口服丁螺环酮 15 mg 每 4 周肌内注射氟哌啶醇 100 mg 每天上午口服碳酸锂 300 mg,下午口服 600 mg 每天 2 次口服多库酯 100 mg
过敏史	不明药物变态反应
家族史	无异常
个人史	每天抽一包烟,否认饮酒,每周抽大麻 和其他行为正常的患者一起生活

现病史

一名 47 岁的男性患者,因耳鸣、恶心和呕吐约 16 h 被送到急诊科。

患者 24 h 前吃了超过 300 片肠溶阿司匹林(81 mg)企图自杀。目前他无呼吸困难、胸痛、心悸、腹泻、意识错乱、无力、麻木、刺痛或泌尿系统等症状。

体格检查

血 压	心 率	呼吸频率	体 温	血氧饱和度
122/83 mmHg	122 次/min	22 次/min (深度呼吸)	36.6℃	98% (室内空气下)

一般情况:卧床、清醒,查体合作。对答切题。

五官:正常、黏膜无干燥。

眼睛:瞳孔直径 4 mm,对光反射灵敏。眼球运动正常。

呼吸系统:无呼吸窘迫,但呼吸急促和过度通气。肺部听诊清音。

心血管系统:心动过速,无杂音、摩擦音或奔马律。

腹部:柔软,左上腹/上腹部轻度压痛。无反跳痛,无肌紧张。

肌肉骨骼系统:没有肿胀、压痛或畸形。

皮肤:温暖、干燥,无皮疹。

神经系统:神志清楚,除了两侧听力减退(手指摩擦时),第 2~第 12 对脑神经完好。四肢活动、感觉、肌张力均正常,无异常包块。

实验室检查

白细胞	血红蛋白	血细胞比容	血小板
15.5×10^9/L	155 g/L	42.5%	336×10^9/L

钠	钾	氯	二氧化碳结合力
140 mmoL/L	3.8 mmol/L	117 mmol/L	18 mmol/L

血尿素氮	肌酐	葡萄糖
3.56 mmol/L	97.24 mmol/L	5.94 mmol/L

水杨酸盐:68.5 μg/ml(参考范围:40~200 μg/ml)

镁:0.99 mol/L(参考范围:0.70~0.99 mol/L)

凝血酶原时间：17.2 s(参考范围：11.8～14.7 s)

动脉血气：pH：7.49，二氧化碳分压：24 mmHg，氧分压：31 mmHg

尿液 pH：6.0

初始治疗

在转运过程中给患者静脉注射晶体溶液。到达急诊科后，先给予8.4％碳酸氢钠 100 mmol/L 静脉注射，随后的治疗是以 200 ml/h 的速度（～1.75 ×计算出的维持率）输注碳酸氢钠（在 1 L 5％的葡萄糖盐水加入碳酸氢钠 150 mmol/L ＋ 氯化钾 40 mmol/L）。

入院病程

患者转入 ICU 抢救治疗，继续给以碳酸氢钠滴注。复查血气和尿液pH，指导碱化治疗。检测血生化和水杨酸盐含量来指导下一步治疗。水杨酸盐含量下降到 250 μg/ml 以下，停止碳酸氢钠输注。4 h 后再次复查水杨酸盐含量以明确水杨酸盐是否继续下降。随后他的所有症状都得到了缓解，好转出院。

案例要点

1. 水杨酸盐的来源是什么？

柳树的树皮可用来消炎和镇痛。其提取物（水杨苷）曾作为阿司匹林替代品使用。水杨苷口服代谢后会产生水杨酸，但因其含量较少，一般不会导致中毒[1]。

水杨酸因口服刺激性较大，目前主要作为乙酰水杨酸即阿司匹林在市场出售，用作局部角质溶解剂。由于皮肤吸收较慢，其中毒非常少见，但也偶有发生[2]。目前，乙酰水杨酸是水杨酸盐最常见的来源，有多种剂型，包括片剂、咀嚼剂、肠溶片、控释片、栓剂和液体形式。

水杨酸甲酯是水杨酸盐的另外一种形式，是在局部发红剂产品如Bengay®、IcyHot®中发现。因吸收缓慢，经皮肤吸收中毒并不常见。但若是口服了这种乳剂，其吸收量会增多并造成一定的风险[3]。从毒理学的角度来看，水杨酸甲酯最受关注的来源是冬青油（冬青属植物）。1 mg 98％的冬青油中水杨酸甲酯的含量相当于 1.4 g 的阿司匹林，一小勺足以杀死一个蹒跚学步的孩子[4]。还发现许多别的水杨酸甲酯糖苷存在于多种植物中,同时在积极研究它们的潜在价值[5]。

1 ml 的水杨酸铋(Pepto-Bismol® 中的活性成分)含有 8.7 mg 水杨酸,也可导致水杨酸盐中毒。水杨酸铋通常是长期使用[6]。

2. 急性水杨酸盐中毒的症状和体征是什么?

急性水杨酸盐中毒的早期表现包括恶心、呕吐,可能是由于直接刺激和催吐化学感受器触发区刺激所致。急性水杨酸盐刺激和幽门痉挛会引起上腹部不适,随着粪石形成,吸收延迟。听力包括耳鸣[7]和听力减退[8]通常会通过独立作用机制受损。另外一个重要的体征是呼吸频率和深度的变化。因为水杨酸盐直接刺激呼吸中枢,以及氧化磷酸化的解偶联导致二氧化碳产生增加。解偶联也会导致体温升高,因为细胞呼吸链产生的能量以热量的形式释放。

3. 水杨酸盐的药动学是什么?

水杨酸盐口服吸收良好。但不同的产品,吸收可能会存在延迟。如本案例中,过量服用时药动学会发生变化[9]。皮肤吸收较慢,但在某些情况下(皮肤破损、皮肤温热等),会增加吸收导致中毒。在血液中水杨酸盐会与白蛋白结合,当结合达到饱和时,游离的水杨酸盐就会增加。

水杨酸盐通过肝代谢成水杨酸,并与甘氨酸和葡萄糖甘酸结合;然后通过肾排泄清除。口服 300 mg 的阿司匹林,正常的代谢途径就达到饱和了[10]。当正常代谢达到饱和时,水杨酸盐的清除从一级降到零级。重要的是,随着血浆中水杨酸盐浓度增加或 pH 下降,水杨酸盐的表观分布容积也明显上升,从而导致药物组织浓度增加,最终导致中毒。

4. 哪些实验室检查对急性水杨酸盐中毒有用?

基础代谢检测可明确电解质、代谢性酸碱平衡和肾功能情况。血气有助于确定整体酸碱状况和指导补碱治疗。血清水杨酸盐含量有助于指导下一步治疗并决定终止治疗的时间。

5. 水杨酸盐含量是如何检测和报告的?

　　水杨酸盐含量通常采用 Trinder(特林德)比色法测定,其中三价铁离子与水杨酸盐反应形成紫色化合物。然后使用分光光度计,在 540 nm 处测量光密度[11]。需要注意的是,在该波长下吸收的其他物质会干扰实验结果。这包括二氟尼沙[也被称为 5-(2,4-二氟苯基)水杨酸]、吩噻嗪,甚至乙酰半胱氨酸等药物。高胆红素血症也可以导致检测含量升高[12]。使用荧光偏振的免疫测定不受胆红素或吩噻嗪的影响。

　　在美国,血清水杨酸盐含量在不同的实验室会使用不同的单位。临床中需要特别注意水杨酸盐含量的单位(1 mg/dl=10 μg/ml)。治疗水平通常<200 μg/ml。

6. 急性水杨酸盐中毒会出现什么酸碱平衡紊乱?

　　正如该患者,每分钟通气量的增加会导致呼吸性碱中毒。随着中毒的进展,造成阴离子间隙性代谢性酸中毒的因素很多,具体如下:

　　(a) 水杨酸及其代谢物;

　　(b) 有氧代谢减少导致有机酸增加(例如丙酮酸,乳酸和乙酰乙酸);

　　(c) 肾功能下降导致硫酸和磷酸积聚。

7. 急性水杨酸盐中毒对凝血有什么影响?

　　乙酰水杨酸不可逆地损害血小板功能[13]。水杨酸盐能增加凝血酶原时间,机制是抑制维生素 K 依赖性凝血因子的产生[14]。

8. 活性炭对急性水杨酸盐中毒有什么作用?

　　口服水杨酸盐 1 h 内仍然清醒、警觉、合作的患者,如果能耐受可给予活性炭[15]。大剂量的活性炭在实验中也被证明可以减少水杨酸盐的吸收[16]。如果已有合理治疗但毒物仍在吸收的情况下,可以考虑使用一支以上的活性炭剂量,但需要权衡误吸的风险。然而,尚无研究表明水杨酸盐中毒时使用单剂量或多剂量活性炭可以改善患者预后[17]。

9. 液体复苏对急性水杨酸盐中毒有什么作用?

　　水杨酸盐中毒患者通常由于呕吐和失去知觉等因素导致容量不足。

治疗的适当目标是补充容量,而不是过度水合。补钾可避免肾重吸收钾分泌氢离子而导致碱化尿液失败。

10. 碳酸氢钠疗法的基本原理是什么?

乙酰水杨酸是一种弱酸,在 25℃时 $pK_a=3.5$。碱性条件下,去质子化或离子化后增加。这种带电形式穿过细胞膜的效率较低,因此可在碱性环境中积累。通过碱化血清,可以减少乙酰水杨酸在血液中的扩散,从而保护脑组织。碱化尿液可以中和游离的水杨酸盐而增加清除。碱化治疗的目标是:血清 pH 在 7.5~7.55 和尿液 pH 为 8。积极地补钾对于碱化尿液非常重要,因为低钾会导致尿液呈酸性。

11. 水杨酸盐中毒患者插管安全吗?

有些专家和病例报道认为:气管插管对水杨酸盐类中毒患者是有害的。一些研究者甚至建议除非患者发生心脏停搏或呼吸停止,一般不建议行气管插管[18]。气管插管对水杨酸中毒患者来说是一个潜在的危险因素,因为 pH 降低会增加水杨酸盐的有效分布容积,允许非离子水杨酸盐进入中枢神经系统可导致致死性损伤。然而并没有相关文献证明气管插管会造成内在性伤害,也无证据表明患者必须依据气管插管适应证插管,如氧合下降、呼吸衰竭或需要气道保护。需要注意的是气管插管应该迅速,尽可能减少分钟通气量和缩短呼吸暂停时间。初始呼吸机设置:分钟通气量应该达到或超过患者的自主分钟通气量,以后尽快做动脉血气分析,同时根据血气调整呼吸机,防止酸中毒[19]。

12. 如何解释水杨酸盐含量的下降?

理想情况下,血清水杨酸盐含量下降说明其被有效清除和在体内含量下降。然而需要注意的是患者的临床表现,因为药物在血液中再分配,进入组织也会导致水杨酸盐血清中含量下降,特别需要注意水杨酸盐在中枢神经系统的蓄积。事实上,那些死于水杨酸盐类中毒与恢复中的患者血清水杨酸盐含量相近[20]。

13. 体外清除(血液透析)的适应证是什么?

中毒体外治疗(Extracorporeal Treatments in Poisoning,EXTRIP)工作组推荐对临床严重中毒患者进行血液透析(中枢神经系统毒性、急性呼吸窘迫综合征或难治性酸碱平衡紊乱或电解质紊乱)(1D 证据)。EXTRIP 还建议所有水杨酸盐含量>1 000 μg/ml 的患者,无论症状或体征如何,都需要行血液透析治疗;水杨酸盐含量>900 μg/ml,伴有肾损伤的患者,也需要行血液透析[21]。需要限制液体而不能充分补碱的患者(例如充血性心力衰竭)需要血液透析。血液透析优于连续性肾替代治疗,因为血液透析可以实现更高的药物清除率。如果没有血液透析条件,可采用活性炭血液灌流,但现在很多设备都不能行活性炭血液灌流。在慢性毒性伴严重症状的情况下也应考虑血液透析治疗。

14. 慢性水杨酸盐中毒有什么不同?

慢性水杨酸盐中毒症状与急性中毒相似,但血清含量通常比急性中毒低。由于症状发作隐匿且与其他常见疾病如糖尿病酮症酸中毒或谵妄等的症状相似,早期识别比较困难。早期识别至关重要,因为据报道,若在急诊科没有识别出慢性水杨酸盐中毒,其住院死亡率将增加 3 倍[22]。对没有明确原因的代谢性酸中毒或神经系统恶化的老年患者,即使没有口服或过量用药史,也需要考虑慢性水杨酸盐中毒,并检测水杨酸盐含量[23]。

特殊专业指导

院前急救

- 任何称有水杨酸盐摄入的患者,尤其是企图自杀时,应该高度重视并转送医院进一步评估。
- 液体复苏对于补充丢失的体液很重要。
- 如果需要插管,应尽量保留患者的自主呼吸;避免长时间呼吸暂停和呼吸性酸中毒,以免加重中毒。

急诊医学

- 和院前急救一样。
- 碳酸氢钠碱化血液和尿液,使血清 pH 达到 7.5~7.55,尿液 pH 达到 8。

- 必须充分补钾，以保证尿液碱化。
- 动脉血气分析、水杨酸盐含量测定和血生化检测有助于指导治疗。
- 血液透析适用于有中枢神经系统损害、难治性酸碱平衡紊乱、电解质紊乱、少尿/无尿的急性肾衰竭患者。

重症医学

- 高热是氧化磷酸化解偶联的一个体征，提示预后差。
- 血液透析适用于有中枢神经系统损害、顽固性酸碱平衡紊乱、电解质紊乱、少尿/无尿的急性肾衰竭患者。
- 持续碳酸氢盐碱化血液，直到血清水杨酸盐含量<25 mg/dl。
- 监测水杨酸盐含量、电解质，必要时检测血气和尿液 pH。
- 停止碳酸氢盐碱化血液后，需要复查水杨酸盐含量，以确保水杨酸继续下降。

参考文献

［1］ Schmid B，Kötter I，Heide L. Pharmacokinetics of salicin after oral administration of a standardized willow bark extract. Eur J Clin Pharmacol，2001，57(5)：387 - 391.

［2］ Brubacher JR，Hoffman RS. Salicylism from topical salicylates：review of the literature. J Toxicol Clin Toxicol，1996，34(4)：431 - 436.

［3］ Wolowich WR，Hadley CM，Kelley MT，et al. Plasma salicylate from methyl salicylate cream compared to oil of wintergreen. J Toxicol Clin Toxicol，2003，41(4)：355 - 358.

［4］ Vandenberg SA，Smolinske SC，Spoerke DG，et al. Non-aspirin salicylates：conversion factors for estimating aspirin equivalency. Vet Hum Toxicol，1989，31(1)：49 - 50.

［5］ Mao P，Liu Z，Xie M，et al. Naturally occurring methyl salicylate glycosides. Mini Rev Med Chem，2014，14(1)：56 - 63.

［6］ Sainsbury SJ. Fatal salicylate toxicity from bismuth subsalicylate. West J Med，1991，155(6)：637 - 639.

［7］ Puel JL. Cochlear NMDA receptor blockade prevents salicylate-induced tinnitus. B - ENT，2007，3(Suppl 7)：19 - 22.

［8］ Kakehata S，Santos-Sacchi J. Effects of salicylate and lanthanides on outer hair cell motility and associated gating charge. J Neurosci，1996，16(16)：4881 -

4889.

[9] Leonards JR, Levy G. Absorption and metabolism of aspirin administered in enteric-coated tablets. JAMA, 1965, 193: 99 – 104.

[10] Bedford C, Cummings AJ, Martin BK. A kinetic study of the elimination of salicylate in man. Br J Pharmacol Chemother, 1965, 24: 418 – 431.

[11] Trinder P. Rapid determination of salicylate in biological fluids. Biochem J, 1954, 57(2): 301 – 303.

[12] Berkovitch M, Uziel Y, Greenberg R, et al. False-high blood salicylate levels in neonates with hyperbilirubinemia. Ther Drug Monit, 2000, 22(6): 757 – 761.

[13] Schafer AI. Effects of non steroidal antiinflammatory drugs on platelet function and systemic hemostasis. J Clin Pharmacol, 1995, 35(3): 209 – 219.

[14] Joss JD, LeBlond RF. Potentiation of warfarin anticoagulation associated with topical methyl salicylate. The Annals of Pharmacotherapy, 2000, 34(6): 729 – 733.

[15] Curtis RA, Barone J, Giacona N. Efficacy of ipecac and activated charcoal/cathartic. Prevention of salicylate absorption in a simulated overdose. Arch Intern Med. 1984; 144(1): 48 – 52.

[16] Barone JA, Raia JJ, Huang YC. Evaluation of the effects of multiple-dose activated charcoal on the absorption of orally administered salicylate in a simulated toxic ingestion model. Ann Emerg Med, 1988, 17(1): 34 – 37.

[17] American Academy of Clinical Toxicology, European Association of Poisons Centres and Clinical Toxicologists. Position statement and practice guidelines on the use of multi-dose activated charcoal in the treatment of acute poisoning. J Toxicol Clin Toxicol, 1999, 37(6): 731 – 751.

[18] Greenberg MI, Hendrickson RG, Hofman M. Deleterious effects of endotracheal intubation in salicylate poisoning. Ann Emerg Med, 2003, 41(4): 583 – 584.

[19] Bora K, Aaron C. Pitfalls in salicylate toxicity. Am J Emerg Med, 2010, 28 (3): 383 – 384.

[20] Chapman BJ, Proudfoot AT. Adult salicylate poisoning: deaths and outcome in patients with high plasma salicylate concentrations. The Quarterly Journal of Medicine, 1989, 72(268): 699 – 707.

[21] Juurlink DN, Gosselin S, Kielstein JT, et al. Extracorporeal treatment for salicylate poisoning: systematic review and recommendations from the EXTRIP workgroup. Ann Emerg Med, 2015, 66(2): 165 – 181.

[22] O'Malley GF. Emergency department management of the salicylate-poisoned patient. Emerg Med Clin North Am, 2007, 25(2): 333 – 346; abstrat viii.

[23] Durnas C, Cusack BJ. Salicylate intoxication in the elderly. Recognition and recommendations on how to prevent it. Drugs Aging, 1992, 2(1): 20 – 34.

案例 5

非美国本土毒蛇咬伤

1. 如果这个案例发生在美国,你的鉴别诊断是什么?

2. 如果这个案例发生在澳大利亚,鉴别诊断会发生什么变化?

3. 澳大利亚哪种蛇会引起神经毒性或凝血功能障碍? 哪种蛇会引起两种症状?

4. 珊瑚蛇毒如何引起神经毒性? 在美国发现的两种珊瑚蛇中毒的临床表现有何不同?

5. 肉毒杆菌毒素中毒的神经症状是如何产生的?

6. 澳大利亚蛇毒检测试剂盒用于检测哪些蛇毒?

7. 使用只能检测澳大利亚蛇毒的蛇毒检测试剂盒,什么标本能被用于进行毒液测试?

8. 澳大利亚有两种抗蛇毒血清(antivenin,AV),一种是多价的,另一种是单价的。这两种 AV 有什么区别?

9. 为什么单价 AV 是治疗已确诊死亡蝰蛇中毒的较好选择?

10. 死亡蝰蛇中毒时应在什么时候给予 AV? 推荐剂量是多少?

11. 新斯的明为什么会被考虑用于这个患者?

12. 来自澳大利亚的死亡蝰蛇毒素的作用点在哪里?

13. 死亡蝰蛇的外形与特征? 与澳大利亚其他毒蛇的区别是什么?

14. 压力固定绷带(Pressure immobilization bandage,PIB)的适应证是什么? 如何将其应用于被咬伤的患者? PIB 的潜在优缺点是什么?

15. AV 的急性和亚急性不良反应有哪些？

摘　要：这个案例记录了一位患者被他朋友的宠物蛇咬伤。患者
迅速出现神经毒性症状，包括视力模糊、上睑下垂和吞咽
困难。他最终出现呼吸停止和心动过缓。在本章中，我们
讨论了一些可导致进行性神经系统症状的神经性毒素，包
括肉毒杆菌毒素、美国本土的神经毒性毒蛇和一些能引起
神经症状的外来蛇。

关键词：蛇咬伤；神经功能障碍；呼吸困难；珊瑚蛇；死亡蝰蛇；肉毒
杆菌毒素

现病史

一名 20 岁的男性帮朋友看家，喂养宠物蛇的时候，被蛇咬伤了中指。随后他出现了恶心，呕吐 2 次，之后给右臂缠上了一条收缩绷带。他在中毒后 30 min 内至急诊科就诊，到达时自诉视力模糊。

既往史	哮喘
用药史	必要时使用沙丁胺醇
过敏史	不明药物变态反应
个人史	否认吸烟、偶尔饮酒、无吸毒史

体格检查

血　压	心　率	呼吸频率	血氧饱和度
150/90 mmHg	113 次/min	18 次/min	100%（室内空气下）

一般情况：患者处于清醒、警觉状态。

心血管系统：心动过速，脉搏正常，未闻及心脏杂音、奔马律或摩擦音。

肺部：呼吸频率正常，无明显喘息或辅助呼吸肌参与，未闻及哮鸣音

及干湿啰音。

皮肤：咬伤部位皮肤局部征象为成对的穿刺伤，无肿胀或发红，没有出血的迹象。

神经系统：检查发现上睑下垂、视力模糊、吞咽困难和呕吐反射消失有重要意义。患者上下肢肌张力、反射及肌力直接测试正常。未发现眼肌麻痹。

实验室检查

白细胞	血红蛋白	血小板
$10.8 \times 10^9/L$	125 g/L	$205 \times 10^9/L$

钠	钾	氯
139 mmol/L	4.1 mmol/L	109 mmol/L

二氧化碳结合力	血尿素氮/肌酐	葡萄糖
23 mmol/L	2.85/83.98 mmol/L	3.78 mmol/L

国际标准化比值：1.1

纤维蛋白原：2.3 g/L

肌酸激酶：143,174 U/L

动脉血气分析：pH 7.35，二氧化碳分压 50 mmHg，氧分压 95 mmHg

在澳大利亚一所医院进行辅助检查

澳大利亚蛇毒检测试剂盒检测显示死亡蝰蛇蛇毒呈阳性。

入院病程

由于 AV 正在制备，在中毒发生后 1 h 内，患者病情因呼吸停止和心动过缓而恶化，随后在没有任何药物治疗和机械通气的情况下进行气管插管。虽然他的血流动力学稳定，但瘫痪严重。神经系统检查显示弛缓性麻痹伴瞳孔无反射。

注射 AV 后，患者能够活动他的左手手指，15 min 内整个左臂可以移动。经过 1 个晚上,他的脚趾可以扭动,左臂可以抬起,且能够执行一些指令。入院第 2 天,给患者输注大剂量新斯的明。患者的呼吸功能得到了改善,并在入院第 4 天拔除气管插管。最终,他在住院第 8 天出院回家。

案例要点

1. 如果这个案例发生在美国,你的鉴别诊断是什么?

- 珊瑚蛇
- 莫哈韦沙漠响尾蛇
- 具有神经毒性毒液的外来毒蛇
- 考虑与蛇咬伤无关的其他诊断
- 肉毒杆菌毒素中毒
- 重症肌无力
- 沙棘中毒
- 贝类中毒麻痹
- 高镁血症

2. 如果这个案例发生在澳大利亚,鉴别诊断会发生什么变化?

- 如果这种情况发生在澳大利亚,需要考虑棕蛇、虎蛇、泰斑蛇和死亡蝰蛇中毒。

3. 澳大利亚哪种蛇会引起神经毒性或凝血功能障碍? 哪种蛇会引起两种症状?

毒蛇名称	凝血功能障碍	神经毒性
棕 蛇	+++	—
虎 蛇	+++	++
泰 斑 蛇	+++	+++
死亡蝰蛇	—	+++

注意,这是一个简化的表——完整的表可以在伊斯比斯特(Isbister)等人 2013 年的文章中查到。

4. 珊瑚蛇毒如何引起神经毒性？在美国发现的两种珊瑚蛇中毒的临床表现有何不同？

- 东方珊瑚蛇和得克萨斯珊瑚蛇是在美国发现的两种具有神经毒性毒液的珊瑚蛇[1]。

- 东方珊瑚蛇的毒性往往比得克萨斯珊瑚蛇强。

- 东方珊瑚蛇毒液含有干扰突触后乙酰胆碱受体的成分，可导致神经肌肉阻滞和麻痹[2,3]。

- 东方珊瑚蛇中毒症状的发作发生在被咬伤后数分钟到数小时内[4]。

- 被东方珊瑚蛇咬伤的患者可能会出现上睑下垂、进行性肌无力、多涎、呼吸停止和心脏停搏[2,4]。

- 在美国，得克萨斯珊瑚蛇咬伤比东方珊瑚蛇咬伤对局部组织造成的影响更大[5]。

5. 肉毒杆菌毒素中毒的神经症状是如何产生的？

- 肉毒杆菌毒素可与周围神经系统胆碱能神经末梢细胞膜结合。其一旦与细胞膜结合，就会通过内吞作用进入神经末梢，并持久性地使突触前神经末梢的蛋白丧失功能，而这些蛋白对乙酰胆碱的胞吐有协助作用。周围神经末梢无法释放乙酰胆碱后导致了无力和瘫痪[6,7]。

- 肉毒杆菌毒素不能穿过血脑屏障，因此不会影响中枢神经系统的乙酰胆碱突触。

- 最终，突触前神经末梢必须再生以便于患者的康复。

- 肉毒杆菌抗毒素只作用于血液循环内的毒素，而不作用于与突触前神经末梢结合的毒素。

6. 澳大利亚蛇毒检测试剂盒用于检测哪些蛇毒？

- 死亡蝰蛇

- 虎蛇

- 棕蛇

- 黑蛇

- 泰斑蛇

7. 使用只能检测澳大利亚蛇毒的蛇毒检测试剂盒,什么标本能被用于进行毒液测试?

- 如果患者已经出现全身中毒,则检测尿液
- 即使清洗过的咬伤部位
- 已死亡的毒蛇毒牙拭子

8. 澳大利亚有两种抗蛇毒血清(antivenin, AV),一种是多价的,另一种是单价的。这两种 AV 有什么区别?

单价 AV 有 5 种类型,包含至少一种抗澳大利亚 AV。多价 AV 包含所有 5 种类型,因此,每瓶含有的 AV 量最大[8]。另外还有一种单独的抗海蛇蛇毒血清。

9. 为什么单价 AV 是治疗已确诊死亡蝰蛇中毒的较好选择?

多价 AV 因其含有大量的异种蛋白而具有较高的过敏反应风险。因此,在可以将中毒范围缩小到单一蛇类的临床情况下,单价 AV 是更好的选择[8]。

10. 死亡蝰蛇中毒时应在什么时候给予 AV?推荐剂量是多少?

- 若有上睑下垂和延髓麻痹的表现且蛇毒检测呈阳性,应立即开始使用 AV。
- 若已明确蛇的种类且出现上睑下垂或延髓麻痹的表现但无蛇毒检测试剂盒可供用,应给予 AV。
- 负吸气力测量可用于检测因呼吸肌受累而即将发生的呼吸衰竭/恶化。
- 现行方法为先给予 1 瓶剂量的 AV,如果症状持续进展,则重复给药[8]。

11. 新斯的明为什么会被考虑用于这个患者?

新斯的明是一种外周胆碱酯酶抑制药,能够促进乙酰胆碱在神经肌肉接头处的传递。就像在术后恢复中用于解除肌肉麻痹一样,它被应用于死亡蝰蛇中毒。有各种不同的报道表明,接受新斯的明治疗的患者中,有关死亡蝰蛇中毒神经毒性症状改善的情况[9-13]。

12. 来自澳大利亚的死亡蝰蛇毒素的作用点在哪里？

　　死亡蝰蛇的毒液中存在突触前和突触后神经毒素。在全身性中毒时，会迅速导致严重的肌肉麻痹[14]。

13. 死亡蝰蛇的外形与特征？ 与澳大利亚其他毒蛇的区别是什么？

　　死亡蝰蛇是一种眼镜蛇，有一对上毒牙及强有力的颚肌。它们与澳大利亚其他毒蛇的不同之处在于身体短粗，通常不到 50 cm 长，头部呈菱形。另一个显著的特征是它们用来吸引猎物用的短而纤细的尾巴。

14. 压力固定绷带（Pressure immobilization bandage，PIB）的适应证是什么？ 如何将其应用于被咬伤的患者？ PIB 的潜在优缺点是什么？

　　在澳大利亚，压力绷带和固定技术适用于包括海蛇在内的所有蛇咬伤。从理论上来讲，PIB 可以减少毒液经淋巴扩散，并为患者争取到达医疗中心的时间。PIB 也可应用于漏斗网蜘蛛咬伤、蓝环章鱼咬伤和锥蜗牛咬伤。

　　通过使用绉布绷带或弹力绷带包裹整个被咬的肢体，例如脚趾到腹股沟或指尖到腋窝。用夹板固定患肢并保持患者制动是防止毒液扩散的重要举措。PIB 并不是作为一种血管止血带使用，应注意防止被包扎肢体缺血。

　　PIB 并不包含在北美本土蛇咬伤的管理种[15]。

15. AV 的急性和亚急性不良反应有哪些？

　　急性不良反应（数分钟至数小时）：异种蛋白过敏或类过敏反应。过敏反应是一种由 IgE 介导的事件，需要预先过敏化/接触 AV、药物或蛋白质。由于症状相同，类过敏反应很难与过敏反应区分开来。然而，类过敏反应不是由 IgE 介导的，并且会在没有接触过 AV、药物或蛋白质的情况下发生。类过敏反应通常与解毒药给药时的输注速度有关。在这两种情况下，应停止 AV 的给药，应该给予患者 β-激动药、抗组胺药和皮质类固醇。对于过敏反应，如果需要给予患者 AV，可能需要同时注射肾上腺素。对于有类过敏反应的患者，可以较慢的速度重新开始输液，同时仔细观察和反复评估患者有无复发性过敏反应的症状[16]。

亚急性不良反应(数天至数周):血清病。血清病是一种迟发性免疫反应,发生在接触 AV 或药物 7～10 d 后。典型症状包括肌痛、发热、皮疹和关节痛。治疗包括抗组胺药物和 2～3 周逐渐减量的类固醇[16]。

案例结论

在本案例中,患者被死亡蝰蛇咬伤并中毒。除了给予 AV,还需要气管插管和对抗蛇毒的神经毒性作用的支持治疗。由于澳大利亚蛇毒试剂盒检测显示死亡蝰蛇毒素呈阳性,给予患者注射了单价抗死亡蝰蛇血清,随后神经毒性症状得到改善。最终,他在住院治疗 8 d 后康复出院。

特殊专业指导

内科/家庭医学

- PIB 可以应用在毒蛇咬伤时,有助于防止毒液进入全身循环。这些措施只对美国本土以外的某些类型毒蛇咬伤有益。
- 死亡蝰蛇中毒后,神经毒性症状的发作可延迟至 18～24 h。
- 如果你正在治疗一个可能是死亡蝰蛇中毒的患者,你应该立即联系当地的中毒控制中心,寻求治疗指导和帮助,以确定从哪里可以获得特定的 AV。
- 一旦出现上睑下垂和延髓麻痹的表现,且已明确蛇的种类,或使用蛇毒测试试剂盒,测试结果为阳性,应立即开始使用 AV。
- 如果已明确蛇的类别且出现上睑下垂或延髓麻痹的表现,但无蛇毒测试试剂盒可用,也应给予 AV。
- 必须使用 AV 时,最好使用单价 AV,以减少输注量和发生过敏反应的风险。
- 负吸气力测量可用于检测因呼吸肌受累而即将发生的呼吸衰竭/恶化。
- 现行方法是先给予 1 瓶剂量的 AV,如果症状持续进展,则重复给药。
- 如果可能的话,应在医学毒理学家的指导下使用 AV。

急诊医学

- PIB 可以应用在毒蛇咬伤时,有助于防止毒液进入全身循环。这些措施只对美国本土以外的某些类型毒蛇咬伤有益。

- 死亡蝰蛇中毒后,神经毒性症状的发作可延迟至 18~24 h。
- 如果你正在治疗一个可能是死亡蝰蛇中毒的患者,你应该立即联系当地的中毒控制中心,寻求治疗指导和帮助,以确定从哪里可以获得特定的 AV。
- 一旦出现上睑下垂和延髓麻痹的表现,且已明确蛇的种类,或使用蛇毒测试试剂盒,测试结果为阳性,应立即开始使用 AV。
- 如果已明确蛇的类别且出现上睑下垂或延髓麻痹的表现,但无蛇毒测试试剂盒可用,也应给予 AV。
- 必须使用 AV 时,最好使用单价 AV,以减少输注量和发生过敏反应的风险。
- 负吸气力测量可用于检测因呼吸肌受累而即将发生的呼吸衰竭/恶化。
- 现行方法是先给予 1 瓶剂量的 AV,如果症状持续进展,则重复给药。
- 如果可能的话,应在医学毒理学家的指导下使用 AV。

毒理学
- PIB 可以应用在毒蛇咬伤时,有助于防止毒液进入全身循环。这些措施只对美国本土以外的某些类型毒蛇咬伤有益。
- 死亡蝰蛇中毒后,神经毒性症状的发作可延迟至 18~24 h。
- 一旦出现上睑下垂和延髓麻痹的表现,且已明确蛇的种类,或使用蛇毒测试试剂盒,测试结果为阳性,应立即开始使用 AV。
- 如果已明确蛇的类别且出现上睑下垂或延髓麻痹的表现,但无蛇毒测试试剂盒可用,也应给予 AV。
- 必须使用 AV 时,最好使用单价 AV,以减少输注量和发生过敏反应的风险。
- 负吸气力测量可用于检测因呼吸肌受累而即将发生的呼吸衰竭/恶化。
- 现行方法是先给予 1 瓶剂量的 AV,如果症状持续进展,则重复给药。

神经病学
- 死亡蝰蛇中毒后,神经毒性症状的发作可延迟至 18~24 h。
- 负吸气力测量可用于检测因呼吸肌受累而即将发生的呼吸衰竭/恶化。

参考文献

[1] Norris R, Pfalzgraf R, Laing G. Death following coral snake bite in the United States - First documented case (with ELISA confirmation of envenomation) in over 40 years. Toxicon, 2009, 53: 693 - 697.

[2] Weiss R, McIsaac R. Cardiovascular and muscular effects of venom from coral snake, Micrurus fulvius. Toxicon, 1971, 9: 219 - 228.

[3] Snyder G, Ramsey H, Taylor W, Chiou C. Neuromuscular blockade of chick biventer cervicis nerve muscle preparation by a fraction from coral snake venom. Toxicon, 1973, 11: 505 - 508.

[4] Kitchens C, Van Mierop L. Envenomation by the eastern coral snake (Mircrurus fulvius fulvius): a study of 39 victims. JAMA, 1987, 258(12): 1615 - 1618.

[5] Fernandez MC. Clinical and demographic aspects of coral snake envenomations in Texas. J Med Toxicol, 2009, 5(4): 251.

[6] Dressler D, Saberi F, Barbosa E. Botulinum toxin. Arq Neuropsiquiatr, 2005, 63(1): 180 - 185.

[7] Shukla H, Sharma S. Clostridium: botulinum: a bug with beauty and weapon. Crit Rev Microbiol, 2005, 31(1): 11 - 18.

[8] Isbister G, Brown S, Page C, et al. Snakebite in Australia: a practical approach to diagnosis and treatment. Med J Aust, 2013, 199: 763 - 768.

[9] Currie B, Fitzmaurice M, Oakley J. Resolution of neurotoxicity with anticholinesterase therapy in death adder envenomation. Med J Aust, 1988, 148(10): 522 - 525.

[10] Flachsenberger W, Mirtschin P. Anticholinesterases as antidotes to envenomation of rats by the death adder (Acanthophis antarcticus). Toxicon, 1994, 32(1): 35 - 39.

[11] Johnston CI, et al. Death adder envenoming causes neurotoxicity not reversed by Antivenom — Australian Snakebite Project (ASP - 16). PLoS Negl Trop Dis, 2012, 6(9): e1841.

[12] Lalloo DG, et al. Neurotoxicity, anticoagulant activity and evidence of rhabdomyolysis in patients bitten by death adders (Acanthophis sp.) in southern Papua New Guinea. Q J Med, 1996, 89: 25 - 35.

[13] Little M, Pereira P. Successful treatment of presumed death-adder neurotoxicity using anticholinesterases. Emerg Med, 2000, 12: 241 - 245.

[14] Wickramaratna JC, Hodgson WC. A pharmacological examination of venoms from three species of death adder (Acanthophis antarcticus, Acanthophis praelongus and Acanthophis pyrrhus). Toxicon, 2001, 39: 209 - 216.

[15] O'Connor A, Ruha A, Levine M. Pressure immobilization bandages not

indicated in the prehospital management of North American snakebites. J Med Toxicol，2011，7(3)：251.

[16]　Pizon A，Riley B，Ruha AM. Antivenom (Crotaline). In：Nelson LS，et al.，editors. Goldfrank's Toxicologic Emergencies. 9th ed. New York：McGraw-Hill，2011：1613.

[17]　CSL Snake Venom Detection Kit Product Leaflet. 2007. http：//www.csl.com. au/docs/92/398/SVDK_Product_Leaflet，0.pdf. Accessed 30 Dec 2015.

案例 6

产房发生的给药失误

1. 产房里什么因素导致了问题发生？
2. 新生儿麦角新碱中毒的病理生理学是什么？
3. 应如何治疗新生儿麦角新碱中毒？
4. 新生儿麦角新碱中毒后长期预后如何？
5. 如何避免这种医疗差错？

摘　要：产房中发生新生儿给药失误，尤其是在同一地点由同一人
　　　　员给产妇用药时。用于控制产妇产后出血的麦角蛋白衍
　　　　生物，可能会导致新生儿癫痫和血管收缩。采取支持治疗
　　　　可消除这些影响。本案例也讨论了其他可能与产房给药
　　　　失误有关的药物。
关键词：麦角中毒；给药失误；婴幼儿；新生儿；产后出血
案　例：一名出生 1 d 的女婴在产房发生了缺氧。

现病史

　　一名足月妊娠的、经阴道正常分娩出生的女婴体重为 2.75 kg，阿普加（Apgar）评分分别为 9 分和 9 分。在产房中给予婴儿标准药物，之后她面部开始发红并哭泣。此后不久，她的血氧饱和度在室内空气下下降到 85%。

体格检查

血　压	心　率	呼吸频率	血氧饱和度
60/40 mmHg	166 次/min	35 次/min	94%(2 L NC)

一般情况：新生儿，哭泣。

五官：瞳孔扩大，对光反应迟缓，口周发绀。

心血管系统：心率正常，节律规整，无杂音。

肺部：双肺呼吸音清晰、对称。

腹部：腹部柔软，无压痛，肠鸣音正常。

神经系统：全身肌张力减退。

皮肤：温暖，灌注良好；无过度干燥或出汗。

大约 1 h 后，她的血氧饱和度下降到 74%，出现浅呼吸。因怀疑是给药失误，于是联系了毒物控制中心。纳洛酮 0.1 mg/kg 静脉注射后，虽然氧合没有改善，但肌张力有所改善。患儿被送入新生儿重症监护室（neonatal intensive care unit，NICU），以 30% 氧气浓度给予持续正压通气，之后出现了少尿和阵发性强直性癫痫发作。

NICU 入院病程

在 NICU 中，对患儿进行了气管插管并使用苯巴比妥和镁剂治疗癫痫发作。患儿高血压和癫痫发作有所改善。除维持补液外，还给予 10% 葡萄糖快速注射用于治疗少尿症，以使尿量增加。

出生的第 2 天，对患儿进行脑电图检查，没有发现进一步的癫痫活动。头部超声显示无颅内出血，磁共振成像显示无缺血性损伤。患儿于第 7 天出院，无局灶性神经功能缺损和明显的长期后遗症。

案例要点

1. 产房里什么因素导致了问题的发生？

多位经产妇和围产期孕妇使得提供治疗的产房是紧张和忙碌的。因此这种状况下很容易出现给药失误[1]。除用于成人和新生儿复苏使用的药物外,产房可提供的药物包括镇痛药、抗感染药物、糖皮质激素、降压药物、抗癫痫药物、子宫收缩药和宫缩抑制药[2,3]。其中,硫酸镁和阿片类镇痛药可导致胎儿呼吸抑制,血管升压素可导致弥漫性血管收缩。这些药物中的任何一种都可能导致本案例中描述的患儿最初出现的一些症状。

　　子宫收缩药既可用于引产,也用于预防和治疗产后出血,其包括催产素、前列腺素和麦角蛋白衍生物。两种麦角蛋白常被使用,即甲基麦角新碱和麦角新碱。与卡前列素相比,由于产后出血相关的发病率低[4],推荐甲基麦角新碱(通常采取肌内注射)作为二线子宫收缩药(在子宫按摩和催产素之后)使用。麦角新碱也可以肌内注射,并被推荐作为催产素的辅助用药用于剖宫产术后出血[5]。此外,麦角新碱与催产素合用,可以肌内注射,与单纯使用催产素相比,可降低发病率,但高血压和中风的发生率较高。这两种麦角新碱片也可以口服和静脉注射,但临床效果的变异性更大,不良反应的发生率更高[6](表6-1)。

表6-1　产房使用的分娩药物

药　　物	作用机制	治疗用途	新生儿的不良反应
阿片类镇痛药	与阿片受体结合以减轻疼痛	治疗疼痛,静脉或硬膜外使用	呼吸和中枢神经系统抑制
硫酸镁	平滑肌松弛药	治疗先兆子痫和子痫	呼吸和中枢神经系统抑制
加压素	血管收缩	治疗低血压	血管收缩、癫痫
缩宫药 催产素 甲基麦角新碱 麦角新碱	血管收缩,平滑肌收缩	预防产后出血,治疗宫缩无力	血管收缩,癫痫,呼吸衰竭,少尿

　　给药后不久,产房工作人员发现,患者被给予肌内注射甲基麦角新碱0.2 mg,目的是减轻产妇子宫出血。产房护士把它和维生素K混淆了。似乎是装有维生素K和甲基麦角新碱的注射器是预先填充好的,并摆放在一起。目前还不清楚这个失误是如何被发现的,但是患儿的症状进展得很快,产房与中毒控制中心取得了联系。

2. 新生儿麦角新碱中毒的病理生理学是什么?

　　子宫收缩药可引起血管和平滑肌收缩,通常用于预防产后出血和宫缩无力。可是，当给予新生婴儿时，血管收缩为主要效应。曾有报道发生过癫痫发作、进行性呼吸衰竭和少尿的情况[7,8]。

3. 应如何治疗新生儿麦角新碱中毒？

治疗的重点是促使血管舒张和改善循环。硝普钠在一些案例报道中是有效的，但也使用了其他药物[9]。静脉补液可以增加尿量。在这种情况下，可能需要抗惊厥药。此外，纳洛酮可能也是有用的。甲基麦角新碱和吗啡之间存在 $60\%\sim70\%$ 的结构相似性，这表明纳洛酮逆转麦角新碱中毒引起的呼吸抑制可能是由于其对阿片受体的拮抗作用[10]。

4. 新生儿麦角新碱中毒后长期预后如何？

新生儿麦角新碱中毒引起的癫痫发作和呼吸抑制的长期影响尚未得到很好的描述。其引起的新生儿死亡率在报道案例中占 6%，然而这些死亡案例发生在 30 多年前，新生儿重症监护的进展可能改善了近期的结局[9]。

5. 如何避免这种医疗差错？

在这个案例中，患儿症状的起因是一个被发现的给药失误：用于产妇的含有子宫收缩药（如甲基麦角新碱或催产素）的注射器和用于新生儿的含有维生素 K 的注射器被混淆了。虽然这个特殊的错误已经被记录了 40 多年，但在 20 世纪 90 年代，实际上其报道量还在增加[9]。

预防医疗差错是医疗服务提供者面临的主要挑战。在新生儿中，剂量误差是最常见的，10 倍的剂量误差在其中占很大比例[11]。尽管尚未进行对照研究，但可能降低把麦角新碱误当作维生素 K 风险的策略包括推迟维生素 K 的使用，直到婴儿转移到新生儿保育室，使用两名护士，一名单独负责管理产妇的药物，另一名负责治疗新生儿的药物，用颜色编码药物或注射器，以标示哪些是产妇的或者是婴儿的[9]。

特殊专业指导

新生儿科/产科

- 对于在产房给药后出现意外的呼吸衰竭的新生儿，需要考虑给药失误。

- 如果呼吸抑制为主要特征,应考虑使用阿片类镇痛药或硫酸镁。
- 发作癫痫和呼吸抑制的新生儿,应考虑是否无意中给予了子宫收缩剂而导致的新生儿麦角新碱中毒。

毒理学

- 新生儿麦角新碱中毒的主要特征是高血压和癫痫发作,这是血管收缩失控的后果。
- 治疗措施包括:
  —应用血管扩张药治疗高血压
  —抗惊厥治疗
  —静脉输液以增加尿量和改善灌注
  —纳洛酮,应用于与吗啡结构相似的甲基麦角新碱中毒。

参考文献

［1］　Fariello JY, Paul E. Patient safety issues in a tertiary care hospital's labor and delivery unit. AWHONN Lifelines, 2005, 9: 321－323.

［2］　Briggs GG, Wan SR. Drug therapy during labor and delivery, part 1. Am J Health Syst Pharm, 2006a, 63: 1038－1047.

［3］　Briggs GG, Wan SR. Drug therapy during labor and delivery, part 2. Am J Health Syst Pharm, 2006b, 63: 1131－1139.

［4］　Butwick AJ, Carvalho B, Blumenfeld YJ, et al. Second-line uterotonics and the risk of hemorrhage-related morbidity. Am J Obstet Gynecol, 2015, 212(5): 642.e1－7.

［5］　Lourens R, Paterson-Brown S. Ergometrine given during caesarean section and incidence of delayed postpartum haemorrhage due to uterine atony. J Obstet Gynaecol, 2007, 27: 795－797.

［6］　Gizzo S, Patrelli TS, Gangi SD, et al. Which uterotonic is better to prevent the postpartum hemorrhage? Latest news in terms of clinical efficacy, side effects, and contraindications: a systematic review. Reprod Sci, 2013, 20: 1011－1019.

［7］　Aeby A, Johansson AB, De Schuiteneer B, et al. Methylergometrine poisoning in children: review of 34 cases. J Toxicol Clin Toxicol, 2003, 41: 249－253.

［8］　Donatini B, Le Blaye I, Krupp P. Inadvertent administration of uterotonics to neonates. Lancet, 1993, 341: 839－840.

［9］　Bangh SA, Hughes KA, Roberts DJ, et al. Neonatal ergot poisoning: a persistent iatrogenic illness. Am J Perinatol, 2005, 22: 239－243.

［10］ Sullivan R，Nelsen J，Duggineni S，et al. Management of methylergonovine induced respiratory depression in a newborn with naloxone. Clin Toxicol (Phila)，2013，51：47－49.

［11］ Connors NJ，Nelson LS，Hoffman RS，et al. Neonatal medication errors reported to a poison control center. Clin Tox，2014，52：326. (abstract).

案例 7

阿片类药物依赖脱毒治疗后 出现的谵妄和心动过速

1. 纳曲酮长效针剂（Vivitrol）是什么？

2. 纳曲酮的药动学特点是什么？

3. 纳曲酮长效针剂的禁忌证有哪些？

4. 使用纳曲酮长效针剂还会引起哪些并发症？

5. 纳曲酮与纳洛酮的区别是什么？

6. 谵妄在阿片戒断反应中常见吗？诱发性阿片戒断反应和撤药引起的戒断反应有何区别？

7. 对于纳曲酮长效针剂（Vivitrol®）诱发的急性戒断反应，有哪些治疗方案？

8. FDA 批准用于治疗阿片类依赖的其他药物有哪些？

摘　要： 一名 69 岁的男性患者，为治疗阿片类药物依赖在家庭医师处接受了药物治疗，随后出现了谵妄和躁动而被送入急诊科。患者表现为情绪亢奋，四肢有自主的非指令性运动。给予了苯二氮草类药物镇静，并进行了气管插管呼吸支持治疗，最终该患者完全康复。通过这个案例，我们探讨了阿片戒断反应的治疗药物及其用量以及探讨了正在接受药物脱毒治疗的患者并发急性疼痛时的治疗方法。

关键词： 谵妄；阿片类药物脱毒；纳曲酮长效针剂（Vivitrol®）；阿片类药物依赖

现病史

患者男性,69 岁,因在家庭医师诊所治疗时出现谵妄、躁动、呕吐、大小便失禁,被救护车送入急诊科。这些症状很快出现在患者肌内注射了一种用于治疗阿片类依赖的药物后。用该药之前未见异常。转送过程中给予的治疗有:2 mg 纳洛酮肌内注射,4 mg 昂丹司琼肌内注射,0.3 mg 肾上腺素皮下注射,但症状无改善。

既往史	高血压,慢性肾病,焦虑症,抑郁症,慢性疼痛综合征,药物滥用
用药史	美托洛尔,氨氯地平,呋塞米,度洛西汀,泮托拉唑
过敏史	不明药物过敏史

体格检查

血　压	心　率	呼吸频率	体　温	血氧饱和度
154/73 mmHg	110~130 次/min	24 次/min	37.4℃	99% (室内空气下)

一般情况:亢奋,出汗,颤抖。

五官:瞳孔中等大小、对光反射灵敏。

颈部:颈软,无脑膜炎刺激症。

心血管系统:心动过速。

肺部:双肺呼吸音清。

神经系统:四肢出现自主非指令性运动,无肌阵挛或强直。

实验室检查

钠	钾	氯	二氧化碳结合力
143 mmol/L	3.3 mmol/L	102 mmol/L	25 mmol/L

血尿素氮	肌　酐	葡萄糖
9.61 mmol/L	176.8 mmol/L	10.0 mmol/L

肌酸激酶：89 U/L。

血清中未检测到乙醇、水杨酸。

辅助检查

头颅 CT：未见出血或占位性病变。

心电图：窦性心动过速、无缺血性改变。

尿液毒理学检测（免疫分析，西门子 EMIT）：检测到阿片类药物、苯环利定和四氢大麻醇（THC）。未检测到苯丙胺、巴比妥类、苯二氮䓬类、可卡因。

入院病程

测毛细血管血糖：11.06 mmol/L。建立静脉通道，给予安定 40 mg 缓慢（20 min 内）静脉滴注，但谵妄和躁动症状无改善。最终，患者需要气管插管并需要大剂量丙泊酚镇静治疗。随后收入重症监护室，继续以 50 μg/（kg·min）连续静脉输注丙泊酚治疗。

电话询问家庭医师患者的情况，得知在给患者肌内注射了纳曲酮长效针剂（Vivitrol®）后出现了上述症状。

在重症监护室内，继续给予患者静脉输注丙泊酚 50～60 μg/（kg·min）。尽管如此，患者仍有心动过速，其心率为 90～120 次/min。同时患者血压仍高，平均动脉压为 90～120 mmHg，给予拉贝洛尔控制血压。18 h 后，逐渐减停丙泊酚，入院后 23 h，顺利拔除气管导管。

之后，患者病情相对平稳，改为口服降压药控制血压。接下来的 7 d，因失眠和焦虑，共给予了患者 8 mg 的劳拉西泮治疗。患者自诉最近一直在服用从朋友处购买的美沙酮治疗慢性疼痛。对患者进行了精神病学方面的评估，但患者拒绝咨询及任何康复治疗。

案例要点

1. 纳曲酮长效针剂（Vivitrol®）是什么？

Vivitrol®是一种纳曲酮缓释微球制剂，每 4 周一次深部肌内注射。纳曲酮是一种强效的竞争性阿片受体拮抗药。对 μ 受体的亲和力是纳洛酮的 5～7 倍。对 δ 和 κ 受体也表现出较纳洛酮更强的亲和力[1]。纳曲酮长效针剂(Vivitrol®)为包含纳曲酮微球的聚乳酸-乙交酯的聚合物,随着聚合物的降解,该制剂可在数周时间内缓慢释放 380 mg 的纳曲酮。它于 2006 年获得 FDA 批准用于治疗酒精依赖和 2010 年批准用于治疗阿片类药物依赖。

纳曲酮也有 50 mg 的口服片剂(Revia®)。

2. 纳曲酮的药动学特点是什么?

纳曲酮经过口服吸收后首次代谢产生 6-β-纳曲醇。6-β-纳曲醇是纳曲酮的活性代谢产物,体内清除速度比纳曲酮更缓慢。口服给药后,纳曲酮和 6-β-纳曲醇的血清半衰期分别为 10 和 11 h。也有研究监测到成人纳曲酮最终消除时相长达 96 h[2]。缓慢多次给药后,血清 6-β-纳曲醇水平将超过纳曲酮,特别是口服给药后。尽管 6-β-纳曲醇对阿片受体的拮抗作用稍弱,进入中枢神经系统的速度也较纳曲酮慢,但 6-β-纳曲醇可能是纳曲酮对中枢神经系统阿片受体长效拮抗作用的主要因素[3,4]。纳曲酮和 6-β-纳曲醇通过葡萄糖醛酸转移酶被肾最终清除。

肌内注射纳曲酮长效针剂(Vivitrol®)后数小时内出现纳曲酮血清早期峰值,第二个峰值大约在 2 d 后出现。此后数周,纳曲酮血药浓度持续稳定,随后缓慢下降。注射 380 mg 纳曲酮长效针剂(Vivitrol®)后,纳曲酮浓度保持 2 ng/ml 5 周。给予纳曲酮长效针剂(Vivitrol®)后,血浆纳曲酮的消除半衰期为 5 d,纳曲酮的最终消除依赖于微球聚合物的降解[5,6]。

3. 纳曲酮长效针剂的禁忌证有哪些?

纳曲酮长效针剂(Vivitrol®)的使用禁忌证包括目前阿片类药物依赖或正在戒断的患者。由于存在诱发性戒断反应的风险,生产商建议阿片类药物停用 7～10 d,且停用美沙酮或丁丙诺啡 2 周后才能使用该药物。用纳曲酮长效针剂(Vivitrol®)之前,可以考虑进行肌内注射或鼻内吸入纳洛酮试验。

一位戒毒专家给出的使用方法是使用纳曲酮长效针剂(Vivitrol®)之前,首先确认尿液中阿片类药物(鸦片、美沙酮、丁丙诺啡)均为阴性,然后鼻内吸入 0.1 mg 剂量的纳洛酮。如果没有出现戒断反应,增加为 1 mg 的纳洛酮鼻内吸入。如果患者没有出现戒断反应,给予第二次相同剂量的纳洛酮鼻内吸入,如果患者对该第二剂没有表现出戒断症状,然后再用纳曲酮长效针剂(Vivitrol®)进行脱毒治疗。

4. 使用纳曲酮长效针剂还会引起哪些并发症?

纳曲酮长效针剂(Vivitrol®)的其他并发症包括注射部位的局部反应和情绪低落。另外,当停用纳曲酮长效针剂(Vivitrol®)后,因受体对阿片类药物的敏感性提高了,且因试图克服纳曲酮的阿片拮抗作用而过量服用阿片类药物带来的风险也是一个值得关注的问题[7]。

5. 纳曲酮和纳洛酮的区别是什么?

与纳洛酮相比,纳曲酮对阿片受体的亲和力更高,并且半衰期和作用时间更长。纳曲酮和纳洛酮都经过肝的首过代谢。虽然如此,但口服50 mg治疗剂量的纳曲酮,就可保证足够的全身生物利用度。此外,纳曲酮还有其活性代谢产物——6-β-纳曲醇。

6. 谵妄在阿片戒断反应中常见吗? 诱发性阿片戒断反应和撤药引起的戒断反应有何区别?

撤药引起的典型的戒断反应包括焦虑不安、失眠、打哈欠、流泪、流涕、出汗、恶心、呕吐、肌痛、抽筋、腹泻和异常勃起。患者通常保持神志清醒,谵妄并不是常见症状。

由阿片受体拮抗药诱发的戒断反应则表现得较为严重。如该案例所示,患者出现了躁动不安和谵妄。其他被报道的症状还包括:忸怩作态、失禁、意识不清、妄想和幻觉[8-12]。在一小部分患者中使用纳曲酮作为快速阿片脱毒治疗药物,其中有近25%的患者出现了谵妄症状[13]。快速阿片脱毒治疗的其他并发症还包括肺水肿、癫痫、长期呕吐并发脱水、食管撕裂和纵隔炎[14]。

7. 对于纳曲酮长效针剂(Vivitrol®)诱发的急性戒断反应,有哪些治疗方案?

对于注射纳曲酮长效针剂(Vivitrol®)诱发戒断反应后的治疗是困难的。曾有案例报道,植入体内的纳曲酮颗粒诱发了急性戒断反应,治疗这样的患者需要外科手术取出植入体内的药物[14]。纳曲酮长效针剂（Vivitrol®）是经深部肌内注射的仓储式缓释型纳曲酮，治疗由其诱发的急性戒断反应将更加困难，且可能会带来更严重的并发症风险。

使用 μ 受体激动剂丁丙诺啡治疗由口服纳曲酮诱发的阿片类戒断反应的经验有限。据报道，一名 44 岁的女性患者因口服 50 mg 纳曲酮后出现阿片急性戒断反应，给予 4 mg 丁丙诺啡舌下含服，45 min 后戒断症状得到缓解[15]。丁丙诺啡也被用于治疗因在门诊接受美沙酮递减疗法的美沙酮依赖患者而出现纳曲酮诱发的戒断反应[16]。

γ 氨基丁酸类药物如苯二氮䓬，可以成功镇静因阿片戒断而出现的谵妄和躁动。镇吐药可用于治疗无法控制的恶心、呕吐。

可乐定是一种中枢 α₂ 受体激动药，能改善阿片戒断症状。阿片戒断反应与大脑中多个区域的去甲肾上腺素能神经亢进有关，包括蓝斑和尾端延髓神经元投射到终纹床核的一些区域。刺激这些区域突触前的 α₂ 受体，能减少这些神经元去甲肾上腺素的释放[17,18]。右美托咪定，一种研究相对较少的注射用短效中枢 α₂ 受体激动剂，可作为不能口服可乐定时的替代药物。

该案例中，首先用苯二氮䓬类药物进行镇静治疗，当观察到 40 mg 安定没有效果时，增加丙泊酚剂量直到该患者获得充分镇静。

8. FDA 批准用于治疗阿片类依赖的其他药物有哪些？

除了基于撤药的脱毒疗法，阿片类药物依赖患者的治疗还包括美沙酮或丁丙诺啡替代方案。

阿片类药物替代治疗一直是阿片成瘾的传统疗法，该疗法可追溯到 1 个多世纪以前。美沙酮作为标准阿片类替代药物，始于 20 世纪 60 年代。20 世纪 30 年代，美沙酮在德国首次合成。20 世纪 60 年代，洛克菲勒大学的研究验证了其治疗阿片类药物成瘾的有效性。它作用时间长，可每天使用 1 次或使用更少的剂量。大剂量使用可阻断由注射阿片类药物带来的强烈欣快感[19]。美沙酮维持替代疗法，减少了非法使用阿片类药物的现象，减少了犯罪行为和监禁的发生，并且降低了因静脉注射毒品并发感染的发生率和死亡率[20]。此外，还有以完全戒除毒瘾为目标的美沙酮递减疗法。

丁丙诺啡是一种强效的部分 μ 受体激动剂，与 μ 受体有很高的亲和力,但不具有完全的激动剂活性。丁丙诺啡具有"封顶"镇痛效应,钟形剂量-反应曲线提示了该药在高剂量时起拮抗作用[21,22]。丁丙诺啡为高度亲脂性药物。血浆清除半衰期约 3～5 h,但其与 μ 受体有非常高的亲和力且分离缓慢,因此延长了其作用时间,最终消除半衰期超过了 24 h[23]。丁丙诺啡有阻断其他纯阿片类激动剂的作用,因其取代了全阿片类激动剂从而能诱发阿片戒断反应[22-24]。因存在该风险,丁丙诺啡应始终在医疗监督下使用。

特殊专业指导

内科/家庭医师

- 除撤药方案外,阿片类药物依赖的药物学治疗方案还包括纳曲酮、美沙酮和丁丙诺啡。
- 开始使用纳曲酮长效针剂(Vivitrol®)之前,患者需要停用阿片类药物至少 7～10 d(或停用美沙酮或丁丙诺啡至少 2 周)。

院前急救

- 尽管阿片类药物戒断反应的患者可能会出现亢奋,但严重的谵妄很少见。
- 纳洛酮不应在缺乏阿片类中毒特征(如呼吸缓慢)的情况下使用,因为可能会诱发戒断反应。

急诊医学

- 对于使用了阿片受体拮抗药而又出现急性疼痛的患者,急诊医师很难对其进行充分镇痛治疗。
- 紧急情况下,在积极寻找谵妄病因的同时,应及时给予苯二氮䓬类药物镇静治疗。
- 气道管理:难治性躁动不安的患者可能需要气管内插管治疗。

成瘾医学

- 在使用长效麻醉镇痛药之前必须确认患者体内没有残留的阿片类药物。

- 专家建议在使用纳曲酮长效针剂（Vivitrol®）之前，先使用测试剂量的纳曲酮进行测试。

参考文献

［1］ Toll L，Berzetei-Gurske IP，et al. Standard binding and functional assays related to medications development division testing for potential cocaine and opiate narcotic treatment medications. NIDA Res Monogr，1998，178：440 - 466.

［2］ Verebey KV，Volavka J，et al. Naltrexone：disposition，metabolism，and effects after acute and chronic dosing. Clin Pharmacol Ther，1976，20：315 - 328.

［3］ Yancey-Wrona JE，Raymond TJ，et al. 6-Beta-naltrexol preferentially antagonizes opioid effects on gastrointetinal transit compared to antinociception in mice. Life Sci，2009，85：413 - 420.

［4］ Porter SJ，Somogyi AA，et al. In vivo and in vitro potency studies of 6 beta-naltrexol，the major human metabolite of naltrexone. Addict Biol，2002，7：219 - 225.

［5］ Dunbar JL，Turncliff RZ，et al. Single- and multiple-dose pharmacokinetics of long-acting injectable naltrexone. Alcohol Clin Exp Res，2006，30：480 - 490.

［6］ Bigelow GE，Preston KL，et al. Opioid challenge evaluation of blockade by extended-release naltrexone in opioid-abusing adults：dose-effects and time-course. Drug Alcohol Depend，2012，123：57 - 65.

［7］ Product Insert. Vivitrol. Alkermes，Inc. Waltham，MA. Accessed 22 Dec 2014.

［8］ Quigley MA，Boyce SH. Unintentional rapid opioid detoxification. Emerg Med J，2001，18：494 - 495.

［9］ Singh SM，Sharma B，et al. Unintentional rapid opioid detoxification：case report. Psychiatr Danub，2009，21：65 - 67.

［10］ Boyce SH，Armstrong PAR，et al. Effect of inappropriate naltrexone use in a heroin misuser. Emerg Med J，2003，20：381 - 382.

［11］ Mannelli P，DeRisio S，et al. Serendipitous rapid detoxification from opiates：the importance of time-dependent processes. Addiction，1999，94：589 - 591.

［12］ Sheeram SS，McDonald T，et al. Psychosis after ultrarapid opiate detoxification (letter). AmJ Psychiatry，2001，158：970.

［13］ Golden SA，Sakhrani DL. Unexpected delirium during rapid opioid detoxification (ROD).J Addictive Diseases，2004，23：65 - 75.

［14］ Hamilton RJ，Olmedo RE，et al. Complications of ultrarapid opioid detoxification with subcutaneous naltrexone pellets. Acad Emerg Med，2002，

9：63－68.

[15] Santos C，Hernandez SH. A case of unintentional naltrexone induced opioid withdrawal successfully treated with buprenorphine in an emergency department setting (abstract). Clin Toxicol，2013，332－333.

[16] Urban V，Sullivan R. Buprenorphine rescue from naltrexone-induced opioid withdrawal during relatively rapid detoxification from high-dose methadone：a novel approach. Psychiatry(Edgmont)，2008，5(4)：56－58.

[17] Aghajanian GK. Tolerance of locus coeruleus neurones to morphine and suppression of withdrawal response by clonidine. Nature，1978，276：186－188.

[18] Delfs JM，Zhu Y，et al. Noradrenaline in the ventral forebrain is critical for opiate withdrawal induced aversion. Nature，2000，403：430－434.

[19] Green M，Kellogg S，Kreek MJ. Methadone：history，pharmacology，neurobiology，and use. In：Adelman G，Smith B，editors. Encyclopedia of neuroscience. 3rd ed. Amsterdam：Elsevier，2004.

[20] Farrell M，Ward J，et al. Fortnightly review：methadone maintenance treatment in opioid dependence：a review. BMJ，1994，309：997.

[21] Johnson RE，Strain EC，et al. Buprenorphine：how to use it right. Drug Alcohol Depend，2003，70：S59－77.

[22] Orman JS，Gillian MK. Buprenorphine/naloxone. A review of its use in the treatment of opioid dependence. Adis Drug Evaluation，2009，69：577－607.

[23] National Institute on Drug Abuse. Buprenorphine：an alternative treatment for opioid dependence. Research Monograph 121，U. S. Dept. Health and Human Services，1992.

[24] Lewis JW. Buprenorphine. Drug Alcohol Depend，1985，14：363－372.

案例 8

皮肤坏死性病变

1. 皮肤坏死性溃疡的鉴别诊断有哪些?
2. 咬和蜇的区别是什么?
3. 褐色隐士蜘蛛的栖息地在哪里?
4. 褐色隐士蜘蛛毒液的成分有哪些?
5. 褐色隐士蜘蛛咬伤后如何诊断?
6. 褐色隐士蜘蛛咬伤后的临床表现是什么?
7. 褐色隐士蜘蛛咬伤后需进行哪些实验室检查?
8. 最佳治疗方案是什么?
9. 如何避免被褐色隐士蜘蛛咬伤?

摘　要：一名41岁的女性患者因左前臂皮肤病变就诊于急诊科。患者3 d前在家中打扫阁楼时左前臂似乎被什么东西叮咬了一下,随后出现了发热(39.4℃)、寒战和肌痛。本章回顾了可能导致这些症状的病因,包括咬伤她的蜘蛛及其毒素,主要是对隐居褐蛛及皮肤病变的一次全面讨论。隐居褐蛛通常也被称为褐色隐士蜘蛛。

关键词：棕斜蛛咬中毒;斜蛛属;隐居褐蛛;褐色隐士;坏死性蜘蛛毒中毒;蜘蛛毒素

现病史

第 1 天

一名 41 岁的女性搬入新家,打扫阁楼时她感到左前臂皮肤烧灼样疼痛。她以为是清洗液喷洒到她的胳膊上了,但同时也发现了几只蜘蛛。她清洗局部后又擦了一点芦荟,但是被叮咬的地方当晚出现了持续性瘙痒。

第 2 天

患者醒来后发现左前臂被叮咬处皮肤有水疱并呈"靶心"样改变。皮损面积逐渐扩大,便自行局部涂擦小苏打和松肉粉,但无效。

第 3 天

第 3 天早上,水疱进展伴明显瘙痒,皮损呈淡红色环状瘀斑包绕的苍白区及中心坏死区,坏死区面积扩大。当天出现发热和肌痛遂至急诊科就诊。

既往史	无
用药史	每天服用维生素,否认使用草本植物和非处方药物
过敏史	青霉素过敏(出现皮疹)
个人史	否认烟草、乙醇或其他药物的滥用。和丈夫(一名化学教授)及两个孩子(年龄分别为 8 岁和 13 岁)一起生活,本人兼职平面设计师

体格检查

血 压	心 率	呼吸频率	体 温	血氧饱和度
110/70 mmHg	110 次/min	17 次/min	39.4℃	100% (室内空气下)

一般情况:生命体征平稳,发热,轻度痛苦病容。

五官:双瞳等大等圆,对光反射存在,黏膜无充血,无鼻液漏。

心血管系统:心动过速,节律齐。

肺部:双肺呼吸音清,未闻及干湿性啰音。

腹部：腹软，无压痛。

神经系统：神志清楚，定向力、认知力正常，四肢无震颤。

皮肤：左前臂可见一不规则红色环状瘀斑包绕坏死区的无痛性皮肤病变。

心电图：窦性心动过速。

急诊入院病程

患者在急诊科接受了 6 h 的观察治疗。先给予布洛芬治疗发热，其生命体征保持平稳，后又给予患者注射破伤风抗毒素预防破伤风，并进行伤口清创术和伤口分泌物培养。嘱其若有疼痛可交替使用对乙酰氨基酚和布洛芬。诊断：蜘蛛咬伤可能。后给予出院，嘱于家庭医师处随访几天。

第 5 天

患者到家庭医师处接受随访。坏死病灶还在扩大。医师给她开了头孢氨苄并嘱其使用三联抗生素软膏联合局部类固醇皮质激素治疗。患者未再发热，但有持续性肌肉疼痛。

第 30 天

患者到家庭医师处接受第 2 次随访。此时，患者已完成了抗生素疗程和局部治疗。伤口溃疡面积较上一次随访时有所扩大，但已经开始愈合。患者未诉疼痛或任何系统性症状。因此未再对伤口进行局部治疗。

1 年后

患者左前臂皮肤坏死性病变形成了永久性伤疤。

案例要点

1. 皮肤坏死性溃疡的鉴别诊断有哪些？

- 糖尿病皮肤溃疡
- 炭疽感染
- 化学腐蚀性灼伤
- 皮肤病毒感染（慢性单纯性疱疹病毒）

- 皮肤细菌性感染(社区获得性耐甲氧西林金黄色葡萄球菌)
- 皮肤真菌感染
- 史约综合征
- 莱姆病
- 局部血管炎
- 坏死性筋膜炎
- 漆树科接触性皮炎(毒葛,毒栎)
- 皮肤鳞状细胞癌
- 多形性红斑
- 褐色隐士蜘蛛咬伤
- 梅毒的下疳
- 接吻虫(蝽属)咬伤

2. 咬和蜇的区别是什么?

   蛛形纲节肢动物会咬会蜇。"咬"被定义为用口器造成伤口并注射毒液。"蜇"则是用产卵器(有产蛋的功能)造成的损伤[1]。蜘蛛造成的损伤是咬伤。几乎所有的蜘蛛都是有毒的,但是很少有蜘蛛能毒伤人类,因为它们的口器和毒液不能穿透皮肤。

关于蜘蛛

   蜘蛛会引起很多人的蜘蛛恐惧症。事实上,蜘蛛很少咬人,但当它们咬人时,通常是作为自卫的一种手段。全世界约有超过 41 000 种蜘蛛,斜蛛属约有 100 种[2]。他们中的绝大多数居住在南美洲。美国有大约 12 种斜蛛属蜘蛛。隐居褐蛛也就是通常说的褐色隐士蜘蛛,是美国中南部和中西部最常见的斜蛛属蜘蛛[3]。春季到秋季是它们最活跃的季节,冬季则进入冬眠。已发现褐色隐士蜘蛛的毒液中具有细胞毒性和血液毒性。

褐色隐士蜘蛛的特征

   成年褐色隐士蜘蛛(包括腿)有 25 美分硬币那么大[3]。通常有黄色、灰色、橙色或棕色,大小从 6～20 mm 不等[1]。与其他有 8 只眼睛的蜘蛛不同,褐色隐士蜘蛛有 3 对眼睛,一对在前,两对在其头胸部,分布成一个半圆形[4]。它们的腿比身体长（比例约 5∶1），雌性相对较大，且比雄性更具危险性。褐色隐士蜘蛛耐热，可结成小而不规则、簇状、有黏性的蛛网，用于产卵或睡觉[5]。褐色隐士蜘蛛头胸部背面有一个棕色小提琴形状的标记（故而也被称为"小提琴蜘蛛"）。它们的寿命约为 2 年，是夜行动物，喜欢温暖、黑暗、干燥的地方。它们通常不好斗，更喜欢安静的环境（因此得名"隐士"蜘蛛），只有在受到威胁时才会咬人。大多数被咬伤的情况发生在夜间，夏天则更常见于清晨。据说在没有食物或水源的情况下，它们能存活 6 个月，可忍受极端的温度[1]。

3. 褐色隐士蜘蛛的栖息地在哪里？

褐色隐士蜘蛛是夜间觅食动物，它们的身体扁平，便于适应环境。它们常藏身于黑暗的地方，如岩石或地下室。

4. 褐色隐士蜘蛛毒液的成分有哪些？

褐色隐士蜘蛛每咬一口的毒液分泌量不同，有些可达 0.5 ml[5]。它们的毒液由多种不同的酶组成。其中包括鞘磷脂水解酶-D（致坏死因素）和透明质酸酶（致扩散因素）。其他致损伤成分还包括脱氧核糖核酸酶、核糖核酸酶、酯酶、蛋白酶、胶原酶、碱性磷酸酶和脂肪酶[1]。总之，其毒液成分具有细胞毒性和血液毒性。

损伤机制：一旦被咬伤中毒，鞘磷脂酶-D 可引起红细胞溶血并导致血小板释放血清素[1]。接着，透明质酸酶作为致扩散因子促进毒液渗透并加重损伤。下游炎症介质的释放导致血管内血栓形成，血小板减少，组织缺血和肾衰竭[5]。血栓形成和血管阻塞最终会导致坏死性溃疡[1]。

5. 褐色隐士蜘蛛咬伤后应如何诊断？

识别褐色隐士蜘蛛咬伤的唯一方法是昆虫学家和蜘蛛学家通过识别来确定。但这往往是不现实的。目前还没有实验室检测可明确诊断。研究中使用了几种技术（但在临床实践中还未被证实）。

- 淋巴细胞转化试验（中毒后 1 个月内，检测淋巴细胞的母细胞转化）[1]。
- 用豚鼠做被动血凝抑制试验（毒液抑制了抗毒血清诱导的被毒液包裹的红细胞的凝集）[1]。

- 酶联免疫分析法（ELISA）在兔子中毒后 4 d 内发现证实毒液，中毒后 21 d 可检测抗原[1]。

6. 褐色隐士蜘蛛咬伤后的临床表现是什么？

褐色隐士蜘蛛咬伤后的临床表现分为 3 类：

- 皮肤损伤

极少量的毒液进入皮肤，皮肤可没有或损伤轻微。最初的反应往往是出现红斑、疼痛和/或瘙痒。被咬伤的局部可能形成一个水疱，逐渐发展形成"靶心"样改变，呈现出中央水疱被白色区及红色瘀斑包绕的环形皮肤损伤。（该皮肤病变可以从被咬伤后的数小时持续到数天）。水疱破裂后形成溃疡。溃疡的大小、毒液量将决定皮肤损伤愈合的时间。

- 皮肤坏死

严重的咬伤，3～4 d 后水疱坏死，5～7 d 焦痂形成，7～14 d 伤口变硬，焦痂脱落。伤口封闭后溃疡愈合[1]。脂肪多的部位，局部坏死往往更为严重[1]。大的病变需数周或数月才能愈合，而且留有永久的伤疤。

- 全身系统性反应

全身系统性反应在被咬伤后 24～48 h 内出现。轻微的表现包括发热、发冷、肌痛、关节痛和皮疹。严重的系统性反应很少发生，可能出现溶血、黄疸、肾衰竭和休克[1]。

7. 褐色隐士蜘蛛咬伤后需进行哪些实验室检查？

- 全血细胞计数（CBC）、凝血功能：PT/INR。
- 溶血性贫血的标记物（珠蛋白）检测。
- 肌酸磷酸激酶检测，了解是否有横纹肌溶解。
- 溶血的患者应检测血钾。
- 肾功能不全患者监测肾功能。

对任何怀疑褐色隐士蜘蛛咬伤的患者，均应仔细检查其皮肤的完整性和损伤程度。重要的是要注意观察全身系统性反应，这与中毒程度有关，而不是预测皮肤病变的因素。据报道，褐色隐士蜘蛛咬伤后，死亡率最高的人群是 7 岁以下儿童，主要死因为严重的溶血[5]。也有报道，继发于血红蛋白尿继发的肾功能衰竭，白细胞增多，血小板减少症和弥散性血管内凝血的死亡案例[5]。

8. 最佳治疗方案是什么？

　　坏死性毒蛛咬伤的治疗是有争议的,但主要的治疗仍然是正确的伤口处理、预防破伤风、镇痛止痒治疗。褐色隐士蜘蛛咬伤的典型皮肤病变特点是：伤口愈合很缓慢。因此,谨慎的做法是：持续跟踪并监测症状的进展和提供支持治疗。下面讨论一些治疗方法,但要注意的是这些方法的有效性还没有被证实,许多是有争议的。

- 镇痛治疗——对症支持治疗。
- 止痒治疗——通常需要的治疗。
- 冷敷(降低毒液酶的活性并减轻疼痛),避免热敷(可能加速毒液的扩散)。
- 早期研究发现,氨苯砜可抑制多核白细胞在局部伤口的渗透,但有潜在导致高铁血红蛋白血症(特别是葡萄糖-6-磷酸脱氢酶缺乏症的患者)、溶血或肝炎的风险——现在通常避免使用[1]。
- 高压氧治疗(促进血管生成,但效果并不确定,不推荐使用)[1]。
- 类固醇可能减少红细胞的破坏,但也可延缓愈合[6],应该避免使用。
- 抗生素——可用于继发性感染。
- 抗毒血清——南美国家——巴西、秘鲁、墨西哥和阿根廷可能使用马源性抗毒血清,它可以减少皮肤的病变和预防全身系统性反应。如果被咬伤 72 h 后就无须使用了。可从巴西卫生部获得 2 种抗毒血清：抗斜蛛属血清和抗蜘蛛毒血清。
- 外科清创术——早期手术(被咬后 2 个月内)可能会加重炎症并有可能使伤口恶化、难以愈合,故通常要避免手术[1,4,6-8]。

9. 如何避免被褐色隐士蜘蛛咬伤？

　　避免被褐色隐士蜘蛛咬伤的最好方法是通过喷洒化学杀虫剂及驱虫剂来控制褐色隐士蜘蛛的数量,在易接触区域须穿长袖衣服。被褐色隐士蜘蛛咬伤的案例多数是不严重的。

案例结论

　　本案例中,患者可能被坏死性毒蛛咬伤。对症治疗有：预防破伤风,伤口护理,镇痛和经验性口服抗生素治疗。患者的伤口分泌物培养为阴性。许多伤口很难与褐色隐士蜘蛛咬伤鉴别。很多尝试性的治疗效果不确定,并在很大程度上有争议。诊断不当可能导致截肢、严重的可引起肾衰竭和死亡。

特殊专业指导

内科学/家庭医学

- 多数蜘蛛咬伤案例中的蜘蛛的颜色是棕色的,但大多数不太可能是被褐色隐士蜘蛛咬的。
- 在高危人群(残疾老人、爬行的孩子)中预防褐色隐士蜘蛛咬伤是很重要的。
- 在美国中南部和中西部,褐色隐士蜘蛛出没的高危季节,需要使用安全有效的杀虫剂和驱虫剂来预防被蜘蛛咬伤。
- 在褐色隐士蜘蛛活跃的季节,教育人们户外活动期间穿长袖衣服是很重要的。
- 对可疑褐色隐士蜘蛛咬伤的患者,进行全程随访以便监控病情的发展是很有必要的。
- 告知患者及护理人员伤口可能会愈合缓慢,需进行恰当的护理。

儿科医学

- 爬行且好奇的婴儿有被蜘蛛咬伤的危险。
- 据报道,婴幼儿是褐色隐士蜘蛛咬伤后死亡风险最高的人群。
- 监护者需在家中采取适当的伤口处理措施。
- 需要在有褐色隐士蜘蛛咬伤风险的地方采取安全有效的杀虫措施。

急诊医学

- 值得注意的是,所谓的蜘蛛咬伤引起的皮肤病变,事实上很可能是感染,特别是社区获得性耐甲氧西林金黄色葡萄球菌的感染。
- 目前美国还没有可以使用的抗褐色隐士蜘蛛毒的抗毒血清。
- 最主要的治疗方法是支持和对症治疗,包括预防破伤风和恰当的伤口护理。

- 我们需认识到,患者被褐色隐士蜘蛛咬伤后可能会因症状恶化而重返急诊科。
- 嘱患者在家庭医师处随访并监测症状的进展至少数周或数月。

毒理学

- 每年,全美 55 个中毒控制中心都会接到许多蜘蛛咬伤的案例报告,但大多数是无害的。
- 在美国,没有针对褐色隐士蜘蛛咬伤的特效解药。
- 详细询问病史,排除可引发症状的其他原因。
- 没有特定的实验室检查可用于确诊褐色隐士蜘蛛咬伤。

肾脏病学

- 急性肾衰是褐色隐士蜘蛛咬伤后罕见但后果严重的并发症。
- 另外,有案例报道出现了横纹肌溶解和血红蛋白尿。
- 对出现全身中毒症状的患者,进行肾功能的监测并给予支持治疗是很重要的。

感染病学

- 最初诊断为社区获得性耐甲氧西林金黄色葡萄球菌感染的患者有可能是被褐色隐士蜘蛛咬伤。
- 注意褐色隐士蜘蛛的尖牙和毒液中可培养出梭状芽孢杆菌,这可能导致咬伤后的继发性感染[6]。
- 即使有广泛的坏死性皮肤病变,继发性感染也不常见。

参考文献

[1]　Hahn I. Arthropods. In: Nelson LS, Lewis NA, Howland MA, Hoffman RS, Goldfrank LR, Flomenbaum NE, editors. Goldfrank's Toxicologic Emergencies. 9th ed. New York: McGraw-Hill, 2011: 1564 – 1567.

[2]　Isbister GK, Fan HW. Spider bite. Lancet, 2011, 378: 2039 – 2047.

[3]　Wilson JR, Hagood CO, Prather ID. Brown recluse spider bites: a complex problem wound. A brief review and case study. Ostomy Wound Management, 2005, 51(3): 59 – 66.

［4］ Andersen RJ，Campoli J，Johar SK，et al. Suspected brown recluse envenomation: a case report and review of differential treatment modalities. J Emerg Med，2011，41(2): e31 - 37.

［5］ Rhoads J. Epidemiology of the brown recluse spider bite. J Am Acad Nurse Pract，2007，19: 79 - 85.

［6］ Mold JW，Thompson DM. Management of brown recluse spider bites in primary care. JABFP，2004，17(5): 347 - 352.

［7］ Micromedex. Brown recluse spider bites. Accessed Apr，2016.

［8］ Wright SW，Wrenn KD，Murray L，et al. Clinical presentation and outcome of brown recluse spider bite. Ann Emerg Med，1997，30(1): 28 - 32.

案例 9

过量服用异烟肼

1. 与过量服用异烟肼有关的癫痫发作的典型特征是什么？
2. 此案例是否因服用异烟肼的剂量过多而引发癫痫发作？
3. 异烟肼服用过量引起癫痫发作的机制是什么？
4. 吡哆醇作为异烟肼中毒解毒药的机制是什么？
5. 如何选择合适剂量的吡哆醇治疗异烟肼过量？
6. 口服吡哆醇是否能够与静脉注射吡哆醇等效地预防异烟肼中毒引起的癫痫发作？
7. 与异烟肼中毒相关的乳酸性酸中毒的机制是什么？
8. 异烟肼中毒应该采用哪些一般治疗？
9. 还有哪些治疗方法可能有帮助？
10. 异烟肼还有哪些毒性？
11. 吡哆醇中毒与用药管理有关吗？

摘　要：异烟肼常用于治疗潜伏性结核分枝杆菌感染。我们报道了一例 6 岁男孩在意外过量服用异烟肼后癫痫发作的案例。文章中讨论了异烟肼中毒的病理生理学机制、临床表现、病情评估和治疗，同时综合阐述了吡哆醇（维生素 B_6）作为异烟肼、肼中毒解毒药的作用机制和救治措施。

关键词：异烟肼；吡哆醇；肼；结核；过量用药；癫痫持续状态

现病史

一名 6 岁男孩无意中服用了过量的异烟肼。他服用药物治疗潜伏性结核病已约 1 周,但由于父母的沟通错误而发生了服药失误,父母各自给了男孩 1 份他每天的异烟肼剂量,相隔约 2 h。当天男孩摄入的异烟肼总量为 450 mg,其父母联系当地毒理学中心,计算出他服用的剂量为 38 mg/kg,毒理学中心建议立即将男孩送到最近的急诊科进行病情评估。孩子由父母送到急诊科,初步评估情况良好,未出现任何症状。

既往病史	小头畸形
	脑瘫
	无癫痫病史
	潜伏性结核病
药物史	异烟肼
过敏史	不明药物变态反应
家族史	收养,未知
个人史	同养父母一起生活

体格检查

血　压	心　率	呼吸频率	体　温	血氧饱和度
130/70 mmHg	104 次/min	24 次/min	37℃	98%（室内空气下）

一般情况:外观良好,发育情况低于年龄平均水平。

五官:头颅正常,无创伤,眼球运动正常,双侧瞳孔等大等圆,对光反射存在。

心血管系统:心率正常,节律规整,第一、第二心音正常。四肢温暖,灌注良好。

肺部:非劳力型呼吸,两侧胸部扩张对称,呼吸音清。

腹部:肠鸣音正常。腹软,无压痛,无腹胀。

神经系统:警觉,无定向障碍,认知能力轻度迟于年龄(相对于基础水平),反射正常,语音语调正常,无局灶性缺陷。

实验室检查

白细胞	血红蛋白	红细胞比容	血小板	区 别
10×10^9/L	135 g/L	35%	200×10^9/L	N/A

钠	钾	氯	二氧化碳结合力
138 mmol/L	4.2 mmol/L	102 mmol/L	25 mmol/L

血尿素氮	肌酐	葡萄糖
6.4 mmol/L	61.88 mmol/L	6.11 mmol/L

谷草转氨酶：28 U/L(参考值：<42 U/L)

谷丙转氨酶：6 U/L(参考值：<35 U/L)

毒理学专家建议孩子在医院留院观察。

入院病程

第 1 天

毒理学中心建议预防性地使用吡哆醇。接诊医院没有静脉注射用的吡哆醇,因此在异烟肼摄入后约 3 h 嘱患者口服 450 mg 吡哆醇。

异烟肼过量服用 7 h 后,孩子的生命体征平稳,无其他症状。9 h 后,男孩有 1 次全身性强直性阵挛发作,持续数秒钟,给予 1 mg 劳拉西泮后抽搐活动停止,随后患儿昏昏欲睡,30 min 后精神情况恢复到一般状态。请神经科会诊,神经系统检查未见局灶性缺陷。后嘱不再给予吡哆醇或苯二氮䓬类药物,患儿无进一步的癫痫发作,也未接受预防性抗痉挛药。

第 2 天

神经科医师对此患儿进行了检查,目前尚未明确这个案例中出现的癫痫发作是否主要归因于异烟肼中毒。有人怀疑他的门诊剂量选择是基于他对体重单位应是磅还是千克的混淆,因为他的体型发育远远小于同龄人。考虑到患儿有潜在的脑瘫和慢性疾病,推测可能有癫痫发作的潜在倾向,但鉴于其发生与异烟肼给药时间的关联,很难将癫痫发作归因于新的癫痫样疾病。医院随后安排这个患儿进行神经内科随访和脑电图检查,他再无癫痫发作并在第 2 天住院,情况稳定。

案例要点

1. 与过量服用异烟肼有关的癫痫发作的典型特征是什么?

癫痫发作最早可出现在异烟肼过量服用 30 min 后,预测常规抗癫痫药物难以治疗[1]。急性过量服用异烟肼的患者,若在急诊室观察期间未出现临床症状,未来 6 h 内不太可能出现癫痫发作或其他急性中毒症状。

2. 此案例是否因服用异烟肼的剂量过多而引发癫痫发作?

异烟肼剂量超过 20 mg/kg 时,可能出现癫痫发作。超过 35 mg/kg 的剂量极可能引发癫痫发作,该案例中患儿估计服用 38 mg/kg[2]。与异烟肼治疗剂量相关的癫痫发作很少报道[3]。

3. 异烟肼服用过量引起癫痫发作的机制是什么?

从根本上看,异烟肼导致抑制性神经递质 GABA 的耗竭,随后抑制性神经递质的缺乏使癫痫发作不受控制。异烟肼能够通过改变吡哆醇代谢导致 GABA 耗竭,吡哆醇是许多关键生物转化反应中的辅酶[4]。第一,异烟肼代谢物通过抑制吡哆醇磷酸激酶引起功能性吡哆醇缺乏症,吡哆醇磷酸激酶负责将吡哆醇转化为其活性形式吡哆醛 - 5′-磷酸(pyridoxal - 5′- phosphate,PLP)。第二,活性吡哆醇能够与异烟肼代谢物络合,经肾代谢从而降低吡哆醇水平。第三,异烟肼能够抑制谷氨酸脱羧酶(glutamic acid decarboxylase,GAD)催化谷氨酸合成 GABA 的作用。众所周知,谷氨酸和 GABA 的缺乏互相关联,两者若缺乏过量也会导致异烟肼的癫痫发作(图 9 - 1)。在火箭燃料和鹿花菌(假羊肚菌)中发现的肼和甲基化肼就是通过与此类似的机制引起癫痫发作的[5]。

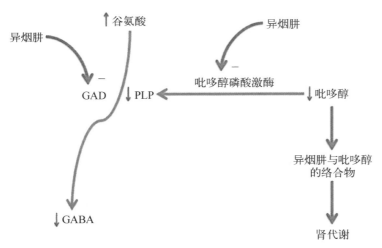

图 9-1　异烟肼对吡哆醇代谢和 GABA 合成的影响

4. 吡哆醇作为异烟肼中毒解毒药的机制是什么?

　　已经证实吡哆醇可以终止异烟肼中毒的癫痫发作和逆转持续性昏迷[6-8]。吡哆醇可以催化谷氨酸转化为 GABA,增加抑制性神经递质传递。值得注意的是,通过对癫痫持续状态的成年住院患者进行回顾性研究发现,除了罕见的遗传异常相关性吡哆醇依赖性癫痫外,吡哆醇缺乏率为 94%,而门诊历史对照组的缺乏率为 39.4%[9]。因此,不应把使用吡哆醇后癫痫发作终止作为异烟肼中毒的诊断。

5. 如何选择合适剂量的吡哆醇治疗异烟肼过量?

　　建议 2 h 内服用潜在毒性量的异烟肼且无症状的患者,预防性地使用吡哆醇。这种用药方式基于异烟肼达到峰值浓度所需时间,在不同条件下小于 2 h[10]。用于预防和作为解毒剂的吡哆醇的剂量是相同的。如果已知异烟肼服用量,则吡哆醇的剂量应与服用的异烟肼相同[8]。如果给药剂量未知,建议成人静脉注射 5 g 吡哆醇,儿童服用 70 mg/kg 至最多 5 g,以 0.5 g/min 静脉注射直至癫痫发作终止或达到最大剂量[11]。一项针对静脉注射吡哆醇的志愿者的药动学研究显示,药物短暂的血浆清除半衰期为 0.12 h[12]。一些其他研究建议在癫痫发作终止后 4~6 h 给予任意剂量的剩余吡哆醇[11]或给予总量超过 4 g,连续 1 g 肌内注射[13]。

6. 口服吡哆醇是否能够与静脉注射吡哆醇等效地预防异烟肼中毒引起的癫痫发作？

　　一项未公布的调查数据将口服与静脉注射吡哆醇在急性异烟肼中毒中的应用进行了比较。吡哆醇的口服生物利用度预计为 60%～80%，因此口服吡哆醇应考虑补充额外的吡哆醇或直接加倍剂量[14,15]。如果癫痫发作，静脉给药的气道并发症或误吸的风险较低，静脉注射吡哆醇是首选，但并非在所有场合都能随时获得。

7. 与异烟肼中毒相关的乳酸性酸中毒的机制是什么？

　　急性异烟肼中毒的典型三联征包括癫痫发作、昏迷和严重的代谢性酸中毒[16]。与异烟肼中毒相关的代谢性酸中毒通常是高阴离子间隙代谢性酸中毒，乳酸水平升高。在异烟肼中毒的动物模型中，神经肌肉阻滞药的使用阻止了代谢性酸中毒的发展，这表明酸中毒是由抽搐活动引起的而不是独立于癫痫发作的药物作用[17]。

8. 异烟肼中毒应采用哪些一般治疗？

　　准备和使用吡哆醇进行解毒治疗时，应按临床指征进行气道管理，并针对癫痫发作给予支持性治疗，以防止出现继发性损伤。已证明活性炭在摄入后立即与异烟肼结合，防止异烟肼过快吸收[18]。但是在实验中，服用异烟肼后 1 h 再给予活性炭时，异烟肼的浓度-时间曲线下的面积或半衰期都没有明显降低[19]。因此，应尽早（服用 1 h 内）给予活性炭以防止误吸和癫痫发作。

9. 还有哪些治疗方法可能有帮助？

　　在补充 GABA 之前，单用苯二氮䓬类药物可能是无效的[20]，但其与吡哆醇一起给药时可有协同的抗癫痫作用[17]。巴比妥类药物和其他GABA 激动药具有类似的协同效应。目前，循证医学治疗指南中对于癫痫持续状态的处理并未提及吡哆醇的使用[21]。然而，常规抗癫痫药如苯妥英由于无 GABA 激动作用，其在治疗异烟肼和其他大多数药物诱发的癫痫发作方面无效，因此建议在已知或疑似异烟肼中毒时经验性给予吡哆醇[22,23]。

对慢性血液透析患者的研究表明,透析液中异烟肼剂量的清除率最低(中位数＝9％)[24]。最近一项用连续静脉血液透析滤过治疗的异烟肼服用过量案例的药动学分析表明,如果尽早开始,血液透析可有显著的异烟肼清除作用[25]。鉴于异烟肼的快速消除以及大多数患者可以用苯二氮䓬类药物和吡哆醇治疗,推荐优先使用血液透析之前需要更多的临床证据。

10. 异烟肼还有哪些毒性?

据报道异烟肼诱导的昏迷属于严重急性中毒,可持续 72 h[7]。昏迷的确切机制尚不清楚,但有报道认为是重复剂量的吡哆醇产生了逆转作用[6]。

长期使用异烟肼最常见的不良反应是周围神经病变,病变通常呈现袜套样分布。建议发生此类周围神经病变的高风险患者,如 HIV 感染者、营养不良患者、酒精中毒患者和糖尿病患者,使用吡哆醇来补充异烟肼治疗[26,27]。异烟肼还与特发性自身免疫性肝炎和直接肝细胞损伤有关,若在转氨酶升高后继续使用该药物可能导致肝功能衰竭[28]。

虽然动物模型证明同时使用吡哆醇可预防肝脂肪变性[29],但暂无支持其可以用于逆转异烟肼诱发的肝损伤的证据。目前针对异烟肼诱发肝损伤的理解并未提及吡哆醇作为解毒药的机制[30]。

11. 吡哆醇中毒与用药管理有关吗?

尽管吡哆醇的治疗窗比较大,但它在慢性和急性过量时都具有神经毒性。慢性过量使用吡哆醇时,曾发生过或轻或重的纤维共济失调性神经病变[31]。有报道记录了患者意外过量服用解毒治疗用的吡哆醇,这 2 名患者在 3 d 内通过肠外摄入途径接受了超过 2 g/kg 的吡哆醇,后发生严重的感觉神经病变并且在事件发生后 1 年内无法行走[32]。

特殊专业指导

内科医学/家庭医学

- 长期使用异烟肼可能引起周围神经病变和肝炎。
- 针对服用异烟肼有神经病变高风险的患者,建议补充吡哆醇。
- 如果未及时诊断,可能出现暴发性肝功能衰竭。

- 由于 GABA 耗竭,急性异烟肼中毒可能导致神经毒性(癫痫发作,昏迷)。
- 吡哆醇是异烟肼神经毒性的解毒剂,但不能治疗其肝毒性。
- 儿童意外摄入可能具有潜在毒性,应送急诊科观察并预防性给予服用吡哆醇。
- 如有疑问,请咨询当地医学毒理学中心(美国,1-800-222-1222)。

急诊医学

- 异烟肼中毒引起的癫痫发作与由 GABA 的耗竭相关,并且抗癫痫药如苯妥英难以治疗此类发作。
- 异烟肼神经毒性(癫痫发作,昏迷)的解毒药是吡哆醇。
- 苯二氮䓬类药物可能与吡哆醇有协同作用,但不能单独使用。
- 考虑顽固性癫痫发作和已知或未知癫痫病史的异烟肼中毒。
- 吡哆醇在正确给药时不太可能造成伤害,可考虑将其用于难治性癫痫发作或原因不明的癫痫持续状态。
- 如有疑问,请咨询当地医学毒理学中心(在美国,1-800-222-1222)。

毒理学

- 异烟肼可导致功能性和真实性的吡哆醇耗竭。
- 在没有 PLP 的情况下,GAD 不能将谷氨酸转化为 GABA,从而导致癫痫发作。
- 继发于异烟肼过量的乳酸性酸中毒可能归因于抽搐活动,且可以通过进行神经肌肉阻滞来预防此类酸中毒。
- 已证明吡哆醇可逆转由异烟肼过量摄入引起的急性癫痫发作和长期昏迷。
- 苯二氮䓬类药物可能与吡哆醇有协同作用,但不能单独使用。
- 慢性或急性的吡哆醇摄入过量,可能导致或轻或重的纤维共济失调性神经病变。

参考文献

[1] Whitefield CL, Klein RG. Isoniazid overdose: report of 40 patients, with a critical analysis of treatment and suggestions for prevention. Am Rev Respir

Dis，1971，103：887.

[2] Alvarez FG, Guntupalli KK. Isoniazid overdose: four case reports and review of the literature. Intensive care medicine, 1995, 21(8): 641 - 644.

[3] Tsubouchi K, Ikematsu Y, Hashisako M, et al. Convulsive seizures with a therapeutic dose of isoniazid. Intern Med, 2014, 53(3): 239 - 242.

[4] Biehl JP, Vilter RW. Effects of isoniazid on pyridoxine metabolism. J Am Med Assoc, 1954, 156(17): 1549 - 1552.

[5] Leathem AM, Dorran TJ. Poisoning due to raw Gyromitra esculenta (false morels) west of the Rockies. CJEM, 2007, 9(2): 127 - 130.

[6] Brent J, Vo N, Kulig K, Rumack BH. Reversal of prolonged isoniazid-induced coma by pyridoxine. Arch Intern Med, 1990, 150(8): 1751 - 1753.

[7] Brown A, Mallett M, Fiser D, et al. Acute isoniazid intoxication: reversal of CNS symptoms with large doses of pyridoxine. Pediatr Pharmacol (New York), 1984, 4(3): 199 - 202.

[8] Wason S, Lacouture PG, Lovejoy FH Jr. Single high-dose pyridoxine treatment for isoniazid overdose. JAMA, 1981, 246(10): 1102 - 1104.

[9] Dave HN, Eugene Ramsay R, Khan F, et al. Pyridoxine deficiency in adult patients with status epilepticus. Epilepsy Behav, 2015, 52(Pt A): 154 - 158.

[10] Peloquin CA, Namdar R, Dodge AA, et al. Pharmacokinetics of isoniazid under fasting conditions, with food, and with antacids. Int J Tuberc Lung Dis, 1999, 3(8): 703 - 710.

[11] Lheureux P, Penaloza A, Gris M. Pyridoxine in clinical toxicology: a review. Eur J Emerg Med, 2005, 12(2): 78 - 85.

[12] Zempleni J, Kubler W. The utilization of intravenously infused pyridoxine in humans. Clin Chim Acta, 1994, 229(1/2): 27 - 36.

[13] APP Pharmaceuticals, L. Pyridoxine Hydrochloride Injection, USP [package insert]. 2008. http://editor. fresenius-kabi. us/PIs/Pyridoxine_Inj_45817E_ Apr_08.pdf. Accessed 30 July, 2015.

[14] Tarr JB, Tamura T, Stokstad EL. Availability of vitamin B6 and pantothenate in an average American diet in man. Am J Clin Nutr, 1981, 34(7): 1328 - 1337.

[15] Zempleni J. Pharmacokinetics of vitamin B6 supplements in humans. J Am Coll Nutr, 1995, 14(6): 579 - 86.

[16] Watkins RC, Hambrick EL, Benjamin G, et al. Isoniazid toxicity presenting as seizures and metabolic acidosis. J Natl Med Assoc, 82(1): 57, 62, 64.

[17] Chin L, Sievers ML, Laird HE, et al. Evaluation of diazepam and pyridoxine as antidotes to isoniazid intoxication in rats and dogs. Toxicol Appl Pharmacol, 1978, 45(3): 713 - 722.

[18] Siefkin AD, Albertson TE, Corbett MG. Isoniazid overdose: pharmacokinetics and effects of oral charcoal in treatment. Hum Toxicol, 1987, 6(6): 497 - 501.

[19] Scolding N, Ward MJ, Hutchings A, et al. Charcoal and isoniazid pharmacokinetics. Hum Toxicol, 1986, 5(4): 285 – 286.

[20] Campo-Soria C, Chang Y, Weiss DS. Mechanism of action of benzodiazepines on GABAA receptors. Br J Pharmacol, 2006, 148(7): 984 – 990.

[21] Glauser T, Shinnar S, Gloss D, et al. Evidence- based guideline: treatment of convulsive status epilepticus in children and adults: report of the guideline committee of the American Epilepsy Society. Epilepsy Curr, 2016, 16(1): 48 – 61.

[22] Wills B, Erickson T. Drug-and toxin-associated seizures. Med Clin North Am, 2005, 89(6): 1297 – 1321.

[23] Chen HY, Albertson TE, Olson KR. Treatment of drug-induced seizures. Br J Clin Pharmacol, 2016, 81(3): 412 – 419.

[24] Malone RS, Fish DN, Spiegel DM, et al. The effect of hemodialysis on isoniazid, rifampin, pyrazinamide, and ethambutol. Am J Respir Crit Care Med, 1999, 159(5 Pt 1): 1580 – 1584.

[25] Skinner K, Saiao A, Mostafa A, et al. Isoniazid poisoning: pharmacokinetics and effect of hemodialysis in a massive ingestion. Hemodial Int, 2015, 19(4): E37 – 40.

[26] Cilliers K, Labadarios D, Schaaf HS, et al. Pyridoxal-5-phosphate plasma concentrations in children receiving tuberculosis chemotherapy including isoniazid. Acta Paediatr, 2010, 99(5): 705 – 710.

[27] van der Watt JJ, Harrison TB, Benatar M, et al. Polyneuropathy, anti-tuberculosis treatment and the role of pyridoxine in the HIV/AIDS era: a systematic review. Int J Tuberc Lung Dis, 2011, 15(6): 722 – 728.

[28] Goldman AL, Braman SS. Isoniazid: a review with emphasis on adverse effects. Chest, 1972, 62(1): 71 – 77.

[29] Whitehouse LW, Tryphonas L, Paul CJ, et al. Isoniazid-induced hepatic steatosis in rabbits: an explanation for susceptibility and its antagonism by pyridoxine hydrochloride. Can J Physiol Pharmacol, 1983, 61(5): 478 – 487.

[30] Hassan HM, Guo HL, Yousef BA, et al. Hepatotoxicity mechanisms of isoniazid: a mini-review. J Appl Toxicol, 2016, 35(12): 1427 – 1432.

[31] Cohen M, Bendich A. Safety of pyridoxine — a review of human and animal studies. Toxicol Lett, 1986, 34(2/3): 129 – 139.

[32] Albin RL, Albers JW, Greenberg HS, et al. Acute sensory neuropathy-neuronopathy from pyridoxine overdose. Neurology, 1987, 37(11): 1729 – 1732.

案例 10

娱乐性药物吸入导致的
癫痫持续状态

1. 您的鉴别诊断是什么?

2. 什么是苯乙胺?

3. 苯乙胺作用于什么样的受体?

4. 参与苯乙胺代谢的主要肝细胞色素酶 p450 是什么?

5. 患者提供的药物使用史是否准确反映了致病的有效成分?

6. 合成苯乙胺中毒的症状和临床效应是什么?

7. 5-羟色胺综合征/中毒的症状是什么?

8. 赛庚啶如何治疗 5-羟色胺综合征?

9. 抗胆碱能中毒的症状有哪些?

10. 兴奋剂中毒的症状有哪些?

11. 还有哪些常见药物的滥用会导致癫痫发作?

12. 为什么安非他酮和普瑞巴林有差异?

摘　要：一名 21 岁男性患者以癫痫持续状态入急诊室就诊。当时表现为高热,心动过速、血压升高伴有反射亢进和肌肉阵挛,实验室检查结果显示为代谢性酸中毒且有相关的高乳酸血症。收患者入重症监护室,给予镇静治疗、机械通气和体外降温。入院后他的病情因吸入性肺炎和横纹肌溶解症的发生出现复杂化,但现已完全康复。

关键词：25i；N－BOMe；5－羟色胺综合征；癫痫发作；涉及药物；苯乙胺

现病史

一名21岁的男性在一次聚会上吸入某粉末状物质一段时间后出现癫痫持续状态，被送入急诊科就诊。该粉末由网络购入。患者出现癫痫后急诊医疗团队立刻启动了紧急医疗服务系统。吸食现场的旁观者最初说明患者仅使用了麦斯卡林，迷幻药和大麻。急诊医疗团队给予患者10 mg地西泮，并经口行气管插管。

既往病史	未知
用药史	未知
过敏史	未知
家族史	未知
个人史	未知

体格检查

血　压	心　率	呼吸频率	体　温	血氧饱和度
140/80 mmHg	130 次/min	14 次/min（气管插管后）	38.1℃	100%

一般情况：患者已进行气管插管，球囊面罩人工手动通气。

头、眼、耳、鼻与喉：头部外观正常无创伤。瞳孔等大等圆，对光反应存在。黏膜组织表面湿润。

心血管：心脏检查对于心动过速的诊断很重要，但患者情况正常。

肺部：双侧胸部听诊呈清音。

神经系统：患者出现5次双侧肌肉阵挛，无强直但有一些弥漫性肢体反射亢进。

皮肤：腋下出现汗水。

实验室检查

白细胞	血红蛋白	血小板
14.8×10^9/L	165 g/L	421×10^9/L

钠	钾	氯	二氧化碳结合力
145 mmol/L	4.0 mmol/L	102 mmol/L	5 mmol/L

血尿素氮	肌　酐	葡萄糖
7.12 mmol/L	194.48 mmol/L	4.72 mmol/L

对乙酰氨基酚：阴性

水杨酸：阴性

乙醇：阴性

尿液药物筛查：安非他明，苯二氮草类，可卡因，美沙酮和阿片类药物均为阴性

肌酸激酶：403 U/L

动脉血气分析：pH：6.5；二氧化碳分压：82；氧分压：412

乳酸盐：22.6 mmol/L

谷草转氨酶：25 U/L，谷丙转氨酶：32 U/L

国际标准化比值：1.96

凝血酶原时间：22 s

PTT：47.6 s

辅助检查

心电图：窦性心律，心率 95 次/min，QRS 期长 110，QTc 期长 500。无急性缺血性改变。

胸部 X 线：肺野清，无气胸或胸腔积液。

头部 CT：无急性异常表现。

入院病程

最初在急诊科内患者出现短暂的心动过缓，心率为 40 次/min。重新

经口腔气管插管,静脉注射阿托品 0.5 mg,心动过缓得到缓解。之后在急诊室内患者继续出现明显的间歇性癫痫发作,给予劳拉西泮 2 mg 和咪达唑仑 4 mg 作为后续治疗。最后,为患者输注丙泊酚并将其转移至内科重症监护室。

在内科重症监护室接受治疗期间,患者的病程复杂化,患者因气压伤和放置胸管出现了右侧气胸。同时他还患上了吸入性肺炎。入院后未出现进一步的癫痫发作,但有反射亢进和肌阵挛。在行机械通气和液体复苏 4 h 后患者的酸中毒消退,但由于持续焦虑,心动过速,体温过高和缓慢撤去镇静药物的系列治疗,仍然保留插管维持镇静 3 d。插管期间给予患者微量泵泵入丙泊酚(50 mg/h)和芬太尼(100 mcg/h),以及静脉滴注 300 ml/h 的乳酸林格氏液。

入院后医务人员用冷却毯为患者进行体外降温,但前 4 天他仍然持续出现发热和心动过速。患者的肌酐值在住院的第 2 天达到高峰,为 203.32 μmol/L;入院第 3 天,肌酐激酶达到峰值 64 000 U/L,谷草转氨酶为 873 U/L,谷丙转氨酶为 295 U/L,以上所有数值都在出院前下降。患者在入院第 3 天撤去气管插管,并最终得到完全康复。拔管后,患者自述在患病前吸入了一种叫作"N-BOMB"的物质。

案例要点

1. 您的鉴别诊断是什么?

- 5-羟色胺综合征
- 神经阻滞药恶性综合征
- 抗胆碱能药物中毒
- 卡西酮滥用(浴盐,K2 等)
- 合成性兴奋药/药物使用(例如可卡因,安非他明)
- 普瑞巴林吸入
- 安非他酮吸入
- 合成性大麻使用(香料,K2 等)

2. 什么是苯乙胺?

N-BOMB 和 N-BOMe 是俚语说法,指的是任一种苯乙胺。该组药物中常被识别出的是：25I - NBOMe,25C - NOBMe 和 25B - NBOMe[1-7]。

- 这类药物为致幻剂,属于 2C - X 家族,或可认为这类药物属于改良的苯乙胺衍生物。
- N - BOMB 和 N - BOMe 通常以"合法致幻剂"或致幻性苯乙胺的名字流入市场[1,8]。
- N - BOMB 以微克剂量的粉末或吸墨纸的形式被吸入、摄取或者注射入人体[9]。

3. 苯乙胺作用于什么样的受体？

- 这组苯乙胺最初被发现时是作为 5 - 羟色胺受体的放射性配体。它们都对 5HT2A 具有较高的亲和力,但可因药物上不同的基团被取代,而表现为不同的受体亲和力。现存在几种类似物,包括：25B -,25C,25D -,25H -,25I -,它们可能具有外周 α 激动剂的特性[1,10,11]。
- N - BOMB 的中毒症状与兴奋药和 5 - 羟色胺中毒特征的相似[12-14]。
- 多个案例报道,顽固性癫痫发作和死亡与使用 N - BOMB 相关[12-14]。

4. 参与苯乙胺代谢的主要肝细胞色素酶 p450 是什么？

- CYP3A4
- CYP2D6
- 这对于病史提供者是非常重要的信息,因为患者如果在服用 N - BOMB 的同时使用了 CYP3A4 抑制剂(例如蛋白酶抑制剂或抗生素如红霉素),可能会产生明显的药物反应[15]。

5. 患者提供的药物使用史是否准确反映了致病的有效成分？

- 若未进行确凿的检测很难确定滥用的特定药物,有些私人实验室可以对原始母体化合物,尿液和血液/血清进行检测。
- 验证测试相对昂贵,但在特定案例中十分有必要进行,可用于区分发作性精神病和药物效应,起到流行病学追踪作用,也能用在任何怀疑儿童药物的使用疏忽或滥用的情况中。
- 可以使用液相层析串联质谱法(LC/MS/MS)对从尿液或血液中获得的样本进行验证性检测,但可能无法检测到全部的类似物,也不会及时依照常规惯例返回结果以指导临床诊疗[3,4,9,16]。

- 有几种类似物出现在所有的涉及药物之中，包括 N‐BOMB、合成卡西酮、安非他明和合成大麻制品。通常它们在出售时用同一个名称，但可能包含不同的衍生物或根本是不同的药物。例如正在网络上出售的药物"Molly"。"Molly"是摇头丸的传统俗称，但近年来一些合成卡西酮也以"Molly"的名称出售，据报道与这种药物与摇头丸有相似的各项风险。

6. 合成苯乙胺中毒的症状和临床效应是什么？
- 高热
- 焦躁和混乱状态
- 幻觉
- 心动过速
- 横纹肌溶解症
- 癫痫发作
- 兴奋性谵妄状态
- 5‐羟色胺中毒
- 急性肾损伤
- 代谢性酸中毒
- 白细胞增多
- 死亡

7. 5‐羟色胺综合征/中毒的症状是什么？
- 自主调控不稳定（心动过速，高血压，体温过高）
- 精神状态改变（焦躁，谵妄）
- 神经肌肉变化（反射亢进，肌阵挛，肌肉震颤，肌张力增加）
- 也有报道出现出汗和腹泻

8. 赛庚啶如何治疗 5‐羟色胺综合征？
- 赛庚啶由于其对 5‐羟色胺受体拮抗作用，已被用于治疗 5‐羟色胺综合征。

- 据信,赛庚啶通过阻断 5 -羟色胺受体来对抗 5 -羟色胺过量的作用。
- 虽然文献记述了赛庚啶成功控制 5 -羟色胺综合征症状的案例,但它仍然是其他支持性治疗措施如苯二氮䓬类药物、冷却和补水的辅助治疗。

9. 抗胆碱能中毒的症状有哪些?

- 谵妄
- 皮肤(腹股沟和腋窝处尤其明显)和黏膜干燥
- 瞳孔散大
- 尿液潴留
- 高热
- 皮肤发红发热
- 心动过速
- 肠蠕动减少
- 癫痫发作

10. 兴奋药中毒的症状有哪些?

- 心动过速
- 血压升高
- 瞳孔散大
- 发汗
- 焦躁
- 癫痫发作
- 高热
- 腹泻

11. 哪些其他常见药物的滥用会导致癫痫发作?

- 卡西酮("浴盐")
- 合成大麻(K2,香料)
- 安非他明(甲基苯丙胺,摇头丸)
- 可卡因

- 酒精戒断反应
- 苯二氮䓬类或巴比妥类药物戒断反应
- 阿片类药物/类罂粟碱药物(呼吸抑制可导致缺氧,癫痫发作与缺氧有关)
- 苯环己哌啶

12. 为什么安非他酮和普瑞巴林有差异?

- 安非他酮是卡西酮的取代品,其结构类似于其他苯乙胺类药物或"浴盐",如甲氧麻黄酮。
- 安非他酮的使用与降低癫痫发作阈值有关[17]。
- 据报道,安非他酮的意外和故意过量使用都可以导致癫痫发作及QRS期延长[18-20]。
- 据报道,安非他酮经鼻吸入是导致癫痫发作的高风险行为[19,21]。
- 吸入普瑞巴林也可以达到兴奋状态,并且据报道,过量地吸入和摄入都可以引起癫痫发作[22-25]。
- 一案例报告显示,普瑞巴林大剂量使用后出现了房室传导阻滞[26]。

案例结论

　　在这一案例中,一名 21 岁的男性在聚会上吸入了一种名为 N‑BOMB 的合成药物后出现癫痫持续状态。医疗团队及时给予了强有力的支持性治疗,如气管插管,镇静,补水和降温,最终患者完全康复后出院。该案例显示了公众对合成药物(如 N‑BOMB)安全性的误解,但使药物供应商能够更好地了解新型合成药物的相关临床效应。

特殊专业指导

内科学/家庭医学

- 需要注意的是,滥用的新型消遣性药物会不同程度地含有兴奋剂、多巴胺能和 5‑羟色胺能成分。
- 年轻患者新发癫痫持续状态,可以考虑是这些药物尤其是 N‑BOMB 及其衍生物所致。
- 地方服务机构内的患者有使用此类药物的危险。
- 留意 5‑羟色胺中毒的迹象,如果已经出现征象应在住院期间避免使用其他 5-羟色胺能药物［如芬太尼，选择性 5-羟色胺再摄取抑制药（selective serotonin reuptake inhibitor，SSRI）］。

- 常规尿液药物筛查无法检测到较新药物的使用。
- 需要进行积极的支持治疗，包括大剂量苯二氮䓬类药物、降温措施以及镇静或麻痹时行插管来控制焦虑和体温过高。

儿科学

- 需要注意的是，滥用的新型消遣性药物会不同程度地含有兴奋剂、多巴胺能和 5-羟色胺能成分。
- 年轻患者新发癫痫持续状态，可以考虑是这些药物尤其是 N-BOMB 及其衍生物所致。
- 地方服务机构内的患者有使用此类药物的危险。
- 留意 5-羟色胺中毒的迹象，如果已经出现征象应在住院期间避免使用其他 5-羟色胺能药物（如芬太尼，SSRI）。
- 常规尿液药物筛查无法检测到较新药物的使用。
- 需要进行积极的支持治疗，包括大剂量苯二氮䓬类药物、降温措施以及镇静或瘫痪时行插管来控制焦虑和体温过高。

急诊医学

- 需要进行积极的支持治疗，包括大剂量苯二氮䓬类药物、降温措施以及镇静或麻痹时行插管来控制焦虑和体温过高。
- 静脉输液很重要，因为这些患者常常出现脱水、体温过高和横纹肌溶解症。对于体温过高的患者，优选使用冷流体降温。
- 常规尿液药物筛查无法检测到较新药物的使用。
- 留意 5-羟色胺中毒的迹象，如果已经出现征象应在住院期间避免使用其他 5-羟色胺能药物（如芬太尼，SSRI）。
- 在接近节日或其他重大事件发生时，偶尔会出现类似案例的集中爆发。

毒理学

- 需要注意的是，滥用的新型消遣性药物会不同程度地含有兴奋剂、多巴胺能和 5-羟色胺能成分。

- 在接近节日或其他重大事件发生时,偶尔会出现类似案例的集中爆发。

- 年轻患者新发癫痫持续状态,可以考虑是这些药物尤其是 N - BOMB 及其衍生物所致。

- 需要进行积极的支持治疗,包括大剂量苯二氮䓬类药物、降温措施以及镇静或麻痹时行插管来控制焦虑和体温过高。

- 静脉输液很重要,因为这些患者常常出现脱水、体温过高和横纹肌溶解症。对于体温过高的患者,优选使用冷流体降温。

- 留意 5 -羟色胺中毒的迹象,如果已经出现征象应在住院期间避免使用其他 5 -羟色胺能药物(如芬太尼,SSRI)。

- 对于有 5 -羟色胺综合征/中毒症状的患者,使用赛庚啶治疗取得了不同程度的成功。

- 可以使用液相层析串联质谱法(LC/MS/MS)对从尿液或血液中获得的样本进行验证性检测,但可能无法检测到全部的类似物,也不会及时依照常规惯例返回结果以指导临床诊疗。

神经内科

- 需要注意的是,滥用的新型消遣性药物会不同程度地含有兴奋剂、多巴胺能和 5 -羟色胺能成分。

- 年轻患者新发癫痫持续状态,可以考虑是这些药物尤其是 N - BOMB 及其衍生物所致。

- 标准尿液药物筛选无法检测到较新药物的使用,但有许多这类药物都可以进行检测。

- 需要进行积极的支持治疗,包括大剂量苯二氮䓬类药物、温措施以及镇静或麻痹时行插管。

- 对于有 5 -羟色胺综合征/毒性症状的患者,使用赛庚啶治疗取得了不同程度的成功。

参考文献

[1] Laskowski LK, Elbakoush F, Calvo J, et al. Evolution of the NBOMes: 25C - and 25B - Sold as 25I - NBOMe. J Med Toxicol, 2014, 11(2): 237 - 241.

［2］ Papoutsis I, Nikolaou P, Stefanidou M. 25B - NBOMe and its precursor 2C - B: modern trends and hidden dangers. Forensic Toxicol, 2015, 33: 1 - 11.

［3］ Poklis JL, Clay DJ, Poklis A. High-performance liquid chromatography with tandem mass spectrometry for the determination of nine hallucinogenic 25 - NBOMe designer drugs in urine specimens. J Anal Toxicol, 2014a, 38(3): 113 - 121.

［4］ Poklis JL, Nanco CR, Troendle MM, et al. Determination of 4 - bromo-2, 5 - dimethoxy - N -［(2 - methoxyphenyl) methyl]-benzeneethanamine (25B - NBOMe) in serum and urine by high performance liquid chromatography with tandem mass spectrometry in a case of severe intoxication. Drug Test Anal, 2014b, 6(7 - 8): 764 - 769.

［5］ Poklis JL, Raso SA, Alford KN, et al. Analysis of 25I - NBOMe, 25B - NBOMe, 25C - NBOMe and other dimethoxyphenyl - N -［(2 - methoxyphenyl) methyl]ethanamine derivatives on blotter paper. J Anal Toxicol, 2015, 39(8): 617 - 623.

［6］ Zuba D, Sekula K. Analytical characterization of three hallucinogenic N -(2 - methoxy)benzyl derivatives of the 2C - series of phenylethylamine drugs. Drug Test Anal, 2013a, 5: 634 - 645.

［7］ Zuba D, Sekula K, Buczek A. 25C - NBOMe-new potent hallucinogenic substance identified on the drug market. Forensic Sci Internl, 2013b, 227: 7 - 14.

［8］ Suzuki J, Poklis JL, Polkis A. "My friend said it was good LSD." A suicide attempt following analytically confirmed 25I - NBOMe Ingestion. J Psychoactive Drugs, 2014, 46(5): 379 - 382.

［9］ Lawn W, Barratt WM, Horne A, et al. The NBOMe hallucinogenic drug series: patters of use, characteristics of users and self-reported effects in a large international sample. J Psychopharmacol, 2014, 28(2): 780 - 788.

［10］ Johnson RD, Botch-Jones SR, Flowers T, et al. An evaluation of 25B -, 25C, 25D -, 25H -, 25I and 25T2 - NBOMe via LC - MS - MS: method validation and analyte stability. J Anal Toxicol, 2014, 38(9): 479 - 484.

［11］ Tang MH, Ching CK, Tsui MS, et al. Two cases of severe intoxication with analytically confirmed use of the novel psychoactive substances 25B - NBOMe and 25C - NBOMe. Clin Toxicol (Phila), 2014, 52(5): 561 - 565.

［12］ Forrester MB. NBOMe designer drug exposures reported to texas poison centers. J Addict Dis, 2014, 33(3): 196 - 201.

［13］ Hill SL, Doris T, Gurung S, et al. Severe clinical toxicity associated with analytically confirmed recreational use of 25I - NBOMe: case series. Clin Toxicol (Phila), 2013, 51(6): 487 - 492.

［14］ Rose SR, Poklis JL, Poklis A. A case of 25I - NBOMe (25 - I) intoxication: a new potent 5 - HT2A agonist designer drug. Clin Toxicol(Phila), 2013,

51(3)：174 - 177.

[15] Nielsen LM, Holm NB, Leth-Petersen S, et al. Characterization of the hepatic cytochrome P450 enzymes involved in the metabolism of 25I - NBOMe and 25I - NBOH. Drug Test Anal, 2017, 9(5)：671 - 679.

[16] Stellpflug SJ, Kealey SE, Hegarty CB, et al. 2 - (4 - Iodo-2, 5 - dimethoxyphenyl) - N - [(2-methoxypheyl) methyl] ethanamine (25I - NBOMe)：clinical case with unique confirmatory testing. J Med Toxicol, 2014, 10(1)：45 - 50.

[17] Davidson J. Seizures and bupropion：a review. J Clin Psychiatry, 1989, 50(7)：256 - 261.

[18] Curry SC, Kashani JS, LoVecchio F, et al. Intraventricular conduction delay after bupropion overdose. J Emerg Med, 2005, 29(3)：299 - 305.

[19] Kim D, Steinhart B. Seizures induced by recreational abuse of bupropion tablets via nasal insufflation. CJEM, 2010, 12(2)：158.

[20] Storrow AB. Bupropion overdose and seizure. Am J Emerg Med, 1994, 12(2)：183 - 184.

[21] Hill S, Sikand H, Lee J. A case report of seizure induced by bupropion nasal insufflation. J Clin Psychiatry, 2007, 9(1)：67 - 69.

[22] Reedy SJ. Pregabalin overdose. Reactions Weekly, 2010, 1328(1)：37.

[23] Reedy S, Schwartz M. A case series of recreational pregabalin overdose resulting in generalized seizures. Clin Toxicol, 2010, 48(6)：616 - 617.

[24] Gorodetsky RM, Wiegand TJ, Kamali M. Seizures in the setting of large Pregabalin overdose. Clin Toxicol, 2012, 50(4)：322.

[25] Schifano F, D' Offizi S, Piccione M, et al. Is there a recreational misuse potential for pregabalin? Analysis of anecdotal online reports in comparison with related gabapentin and clonazepam data. Psychother Psychosom, 2011, 80(2)：118 - 122.

[26] Aksakal E, Bakirci EM, Emet M, et al. Complete atroventricular block due to overdose of pregabalin. Am J Emerg Med, 2012, 30(9)：2101.

案例 11

阿片类药物依赖患者的
急性疾病状态

1. 目前阿片类药物依赖者的长期治疗管理方案有哪些?

2. 住院期间阿片类药物戒断反应的治疗方案有哪些?

3. 单纯阿片受体激动药、拮抗药与阿片受体部分激动药、拮抗药有什么区别?

4. 对使用丁丙诺啡或美沙酮进行维持治疗患者出现的急性疼痛有哪些治疗方案?

摘　要：丁丙诺啡是一种部分阿片受体激动药,常用于阿片类药物依赖者的长期治疗。丁丙诺啡开始使用的时机及使用后个体的急性疼痛风险的处理都很难掌控。该案例突出了对急性疼痛患者治疗过程中的部分难点,并且这些患者都有长期的丁丙诺啡服用史。此外,文中还讨论了针对其他门诊患者的治疗策略和继而发生的阿片类药物戒断反应。

关键词：丁丙诺啡;阿片类药物依赖;疼痛管理

现病史

一名 43 岁的男性患者因左下肢肢端疼痛、水肿和呼吸短促 1 d 至急诊科就诊。他还自述有胸痛。最近他被诊断出左下肢深静脉血栓形成,并开始服用华法林,但在至急诊科就诊约 10 d 前就用尽了药物。患者曾有经鼻过量吸入海洛因的阿片类药物依赖史,并有在约 3 个月前诊断出深静脉血栓形成。

该患者自述在街头非法购买丁丙诺啡/纳洛酮片剂每天服用 2～3 片,未遵照他的华法林处方服药。

患者将他的疼痛评定为 1～10 分标准范围的 7 分,为胸膜炎性的疼痛,胸部和左腿处最为剧烈。

既往病史	左腿深静脉血栓形成
用药史	未遵循华法林处方用药
	非法购买丁丙诺啡 8 mg/纳洛酮 2 mg 片剂,每天 2～3 片
过敏史	没有已知的药物过敏
家族史	"灾难性抗磷脂抗体综合征"
个人史	既往经鼻腔吸入海洛因

体格检查

血　压	心　率	呼吸频率	血氧饱和度
108/69 mmHg	106～131 次/min	22 次/min	97%(经鼻导管吸入 2 L/min 的氧气)

一般情况:不适,焦躁,面色潮红。

皮肤:粉红色,温暖,左下肢不对称。

实验室检查

钠	钾	氯	二氧化碳结合力
135 mmol/L	3.8 mmol/L	104 mmol/L	18 mmol/L

血尿素氮	肌　酐	葡萄糖
7.48 mmol/L	97.24 mmol/L	7.94 mmol/L

凝血酶原时间	国际标准化比值	部分活化凝血活酶时间
13.8 s	1.1	29.2 s

辅助检查

- 尿液药物筛选：四氢大麻酚为阳性。阿片类药物，苯二氮䓬类药物，可卡因和安非他命为阴性。
- 下肢彩色多普勒超声：广泛的深静脉血栓，包括髂静脉至腘静脉处。此检查结果与之前相同。
- 胸部 CT 血管造影：双侧多发肺栓塞，包括左右侧肺动脉主干，血栓负担较上次血管造影时加重。肺栓塞蔓延至左上叶，右中叶和右上叶的节段分支中。室间隔拉伸变形，表示有右心室劳损。

初步治疗

在急诊室，患者接受了 18 000 单位的肝素皮下注射和 8 mg 的华法林。医学毒理学科室也观察了患者，评估了他的阿片类药物戒断和依赖状态，并在急诊室内给予他丁丙诺啡/纳洛酮片剂（8 mg/2 mg）舌下服用。

入院病程

收患者入院并给予肝素和华法林以治疗其慢性静脉血栓栓塞急性发作和肺栓塞，给患者服用舒倍生™（丁丙诺啡/纳洛酮）。在他因肺栓塞和深静脉血栓栓塞经历疼痛时继续使用丁丙诺啡/纳洛酮，每 6 小时增加 4/1 mg 剂量。同时，给予患者静脉注射酮洛酸和口服对乙酰氨基酚以缓解疼痛。在住院第 3 天，将患者的丁丙诺啡/纳洛酮使用方案改为每天两次 8/2 mg 剂量。

患者同意接受化学药品依赖项目的门诊随访，并为随访签署了一份疼痛管理合约，规定他应恰当地服用丁丙诺啡，不换药不额外服用阿片类药物，并参加化学药品依赖的相关项目。医师给予患者 14 d 量的过渡性处方，每天两次 8/2 mg 剂量的丁丙诺啡/纳洛酮。

案例要点

1. 目前阿片类药物依赖者的长期治疗管理方案有哪些？

美沙酮和丁丙诺啡可用于治疗阿片类药物使用混乱所致的疾病，纳曲酮可以以片剂和肌内注射的形式摄入，起到拮抗药的作用达到治疗目的（Vivitrol™）。美沙酮可以经联邦政府批准的阿片类药物治疗项目（Opioid Treatment Programs，OTP)获得。阿片类药物治疗项目也可以提供丁丙诺啡，但大多仅提供美沙酮。尽管丁丙诺啡在某些指定的阿片类药物治疗项目中可以获得，但多数情况下仅个别医师有处方权，他们已获得在他们的诊所之外使用丁丙诺啡治疗阿片类药物依赖的特殊权利认证，该认证被称为"X‐waiver 认证"。X‐waiver 是处方阿片类药物用于治疗阿片类药物依赖时的美国缉毒局给予的额外编号。要获得 X‐Waiver，医师必须参加 8 h 的有关阿片类药物依赖和丁丙诺啡的培训课程，并通过与此材料相关的考试。在此之后，意向通知才能上交到物质滥用治疗中心（Centers for Substance Abuse Treatment，CSAT)。提交后，物质滥用治疗中心将 X‐waiver 认证发送给医师。在治疗阿片类药物依赖的第 1 年，医师只可在指定时间内治疗特定的患者，数量不多于 30 名。之后他们可以提交第 2 次意向通知和相关证明，以将此限制增加到 100 名。拥有 X‐waiver 认证的医师可以向药物滥用和精神健康服务管理局（SAMHSA）提交申请，以求提高治疗的许可数量。任何医师都可以开具纳曲酮的处方，无须 X‐waiver 或其他认证。纳曲酮长效制剂™的注射按月提供。此外，现有一种丁丙诺啡植入物可用于每天使用 8 mg 或更少剂量的稳定患者，植入物依照设计需在体内保留 6 个月。

在医院内，当患者有原发疾病之外的阿片类药物使用障碍，医师不需要提供 X‐waiver 认证也可以使用丁丙诺啡或美沙酮治疗患者的阿片类药物依赖病症[1]。

2. 住院期间阿片类药物戒断反应的治疗方案有哪些?

治疗阿片类药物戒断反应可以用支持性药物，也可以用阿片受体激动药。如果患者的依赖性较严重并有需要注意的并发症（例如肺炎或蜂窝织性炎），则可能更适合使用阿片受体激动药。

支持性药物包括可乐定、苯海拉明、羟嗪和非甾体类抗炎药物。可乐定可以按照每 6～8 h 口服 0.1～0.2 mg 的方式给药。如果患者出现直立症或心动过缓，应停用可乐定。脱水可能会增加可乐定引起意外不良反应的风险。经证明，当使用可乐定来支持阿片类药物戒断反应的治疗时，可缩短戒断症状的持续时间和减轻病情的严重程度。其他药物包括苯海拉明(50 mg 剂型)或羟嗪(50～100 mg 剂型)可辅助可乐定用于治疗焦虑,或可缓解有时出现的戒断相关过敏样症状。恶心反胃可以用昂丹司琼或其他镇吐药治疗,非甾体抗炎药如萘普生或布洛芬可以用于治疗肌肉疼痛,具体使用方案取决于患者当前的疾病情况。洛哌丁胺可用以帮助控制腹泻,双环胺(每 6 h 10 mg)可用来缓解腹部绞痛。

除了使用非阿片受体激动药进行支持性治疗,急诊科和医疗救护的提供方可以在紧急情况或在院内治疗期间的其他医疗状况下使用阿片类受体激动药来治疗阿片类药物戒断反应,丁丙诺啡和美沙酮均可用于此目的。将阿片受体激动药用于戒断的治疗,可使患者有更好的依从性,并且可以促进基础疾病的治疗[2-6],患者对这种方法的满意度通常更高。若需以此为目的使用美沙酮,应根据戒断反应的严重程度调整剂量,初始应为 5～20 mg。如临床阿片类药物戒断反应评分的系统也可用于此目的。对轻度的戒断反应 5～10 mg 美沙酮应有效,中度戒断使用 10～15 mg 应有效,20 mg 的美沙酮应对严重戒断反应有效。如果在使用通用剂量的美沙酮 4 h 后患者仍存在戒断症状,则可加用 5～10 mg(最大剂型),给予的美沙酮总量可达到每天 30 mg。一些临床医师建议,治疗阿片类药物戒断,应小剂量地静脉注射美沙酮(10 mg)而不是使用口服剂型。

丁丙诺啡是一种阿片受体部分激动药,也可用于治疗戒断反应,后续使用可以预防在医院内出现阿片类物质渴求[4]。根据实用性和社区资源状况,相对于急诊科或医院环境内的美沙酮项目,将患者与提供丁丙诺啡的以政府为基础的阿片类药物治疗项目联系起来可能更容易。当患者为主动戒断时,必须给予丁丙诺啡以避免出现戒断综合征或突发戒断[1]。

如果患者同时在使用长效阿片受体激动药(如氢吗啡酮),则至少应经过 24 h 再开始使用丁丙诺啡。同样,若已经使用美沙酮超过 40 mg,那么必须经过一段时间再给予丁丙诺啡,以防出现突发戒断。在患者最后一次使用短效阿片受体激动药(如海洛因)后 12～24 h,可以给予其 2 mg 的试验剂量。如果已经使用美沙酮、缓释剂型或其他长效的阿片激动药(如氢吗啡酮),在使用丁丙诺啡前至少应经过 24 h[7]。若已经给予超过 40 mg 的美沙酮,则使用丁丙诺啡前需要等待一段时间,因为美沙酮有长效作用的特性,并且引起突发戒断的风险会随着美沙酮剂量的增加而上升。如果患者可以耐受 2 ml 剂量的丁丙诺啡,则在住院期间可以继续舌下含服每天两次,剂量可达每天 8 mg。如果使用丁丙诺啡或任何其他阿片受体激动药后产生了镇静作用,应先保留药品,对患者病情进行重新评估。使用丁丙诺啡比使用美沙酮的镇静和过量的风险要小得多,总体的不良反应也更少,包括对性欲的影响更小。同时,以政府为基础的阿片类药物治疗项目针对丁丙诺啡提出的治疗规则和规章也都少于美沙酮[1,8,9]。

3. 单纯阿片受体激动药、拮抗药与阿片受体部分激动药、拮抗药有什么区别?

　　美沙酮是一种完全激动药,丁丙诺啡是一种部分激动药,而纳曲酮是一种拮抗药。阿片样物质的替代需要完成部分激动药或完全激动药的选用。纳曲酮仅用于阻断复发期的阿片类药物的效用,但它并没有阿片受体拮抗药的减轻药物渴求和戒断反应的作用。使用纳曲酮进行阿片类药物依赖的长期治疗并没有良好的效果,除非使用长效注射剂型,这样可以减除每天给药的需求,也可以维持对阿片受体的阻断。美沙酮和丁丙诺啡均可防治药物渴求和戒断反应,有助于耐受阿片类药物激动的作用,并且可以限制其他阿片类药物在加入任何一种药物时产生的作用[9]。与完全激动药如吗啡、美沙酮和羟考酮对 mu 受体作用具有一定的线性剂量依赖性相比,丁丙诺啡仅部分激活 mu 受体。随着丁丙诺啡聚集在受体上的量逐渐增加,激活作用开始趋于平稳,药物作用表现得更像拮抗药。这对激活和随后的临床效用(包括中枢神经系统和呼吸抑制)产生了"天花板"效应。丁丙诺啡对 mu 受体也有非常高的亲和力而与其的解离作用非常缓慢。当使用其他阿片类激动药时,这些性质能够使阻断作用持续进行[8,10]。

4. 对使用丁丙诺啡或美沙酮进行维持治疗患者出现的急性疼痛有哪些治疗方案?

　　对于持续处在阿片受体激动药治疗中的患者出现的急性疼痛,有几种不同的治疗选项。具体方式取决于疼痛的类型和部位、临床医师对专科的熟悉程度、美沙酮和丁丙诺啡细微的药理学差异以及患者接受的阿片受体激动药治疗的特定类型。

　　对于所有患者,应尽量多地使用非阿片类镇痛药,包括使用非甾体类抗炎药,如静脉注射酮咯酸、口服萘普生或布洛芬。扑热息痛也可用于治疗急性疼痛。如果疼痛位于手指脚趾或四肢，则可以改用局部麻醉药进行神经阻滞。对于剧烈疼痛，使用非阿片类药物如氯胺酮甚至全身麻醉药如丙泊酚可以立即缓解疼痛。对于不太严重的疼痛，可以在使用非阿片类药物时添加肌松药，如苯二氮䓬类或巴氯芬。针对处在美沙酮维持治疗中的患者，可以在美沙酮维持剂量的基础上使用芬太尼或氢吗啡酮[3]。

　　患者的耐受性会限制短效阿片类药物的作用效果和持续时间，但是通过提高使用频率和加大剂量也可以有效地控制疼痛[1,6]，使用丁丙诺啡时可以换成更频繁的剂量以使镇痛药更好地覆盖。将患者每 12 h 使用 8/2 mg 维持量的舒倍生™，换为每 6 h 舌下含服 4/1 mg 可更好地控制疼痛。大剂量的强效阿片受体激动药如芬太尼，舒芬太尼或氢吗啡酮，也可用于克服丁丙诺啡的"阻断"作用。如果疼痛短暂并且有自限性，则在使用短效阿片受体药物后可以继续使用丁丙诺啡。如果疼痛严重且预计会持续，应停用丁丙诺啡。当使用大剂量完全阿片受体激动药以试图克服丁丙诺啡的阻断时，应密切监测患者的呼吸抑制迹象。在此期间，患者成瘾治疗的提供者或以政府为基础的阿片类药物治疗项目的提供者对于情况的明确非常重要，能够促进患者在无复发或其他并发症的情况下安全过渡，重新进入其稳定的维持剂量计划或方案[3]。

特殊专业指导

内科学/家庭医学
- 阿片类药物依赖长期治疗管理的常用药物包括美沙酮和丁丙诺啡。
- 开具丁丙诺啡的处方，需要具有 DEA 的特殊"X - waiver 认证"。

疼痛管理
- 阿片类药物依赖治疗方案中涉及的长效药物包括延长释放纳曲酮（Vivitrol™）和丁丙诺啡植入物。
- 向丁丙诺啡（舒倍生™）中加入纳洛酮减少了随后捣碎药品由肠外途径给药的需求。

重症医学
- 每天服用丁丙诺啡的患者出现急性疼痛时可接受大剂量的强效阿片

受体激动药,如芬太尼、氢吗啡酮或舒芬太尼,然而采用这种方法需要密切监测患者呼吸抑制的迹象[3,6]。

参考文献

［1］ Laes JR, Wiegand TJ. Case presentations from the addiction academy. J Med Toxicol, 2016, 12(1): 82 - 94.

［2］ D'Onofrio G, O'Connor PG, Pantalon MV, et al. Emergency department-initiated buprenorphine/naloxone treatment for opioid dependence: a randomized clinical trial. JAMA, 2015, 313(16): 1636 - 1644.

［3］ Laes JR. The integration of medical toxicology and addiction medicine: a new era in patient care. J Med Toxicol, 2016, 12(1): 79 - 81.

［4］ Liebschutz JM, Crooks D, Herman D, et al. Buprenorphine treatment for hospitalized, opioid-dependent patients: a randomized clinical trial. JAMA Intern Med, 2014, 174(8): 1369 - 1376.

［5］ Suzuki J, DeVido J, Kalra I, et al. Initiating buprenorphine treatment for hospitalized patients with opioid dependence: a case series. Am J Addict, 2015, 24(1): 10 - 14.

［6］ Wiegand TJ. The new kid on the block-incorporating buprenorphine into a medical toxicology practice. J Med Toxicol, 2016, 12(1): 64 - 70.

［7］ Rosado J, Walsh SL, Bigelow GE, et al. Sublingual buprenorphine/naloxone precipitated withdrawal in subjects maintained on 100 mg of daily methadone. Drug Alcohol Depend, 2007, 90(2/3): 261 - 269.

［8］ Donaher PA, Welsch C. Managing opioid addiction with buprenorphine. Am Fam Physician, 2006, 73(9): 1573 - 1578.

［9］ Mattock RP, Breen C, Kimber J, et al. Buprenorphine maintenance versus placebo or methadone maintenance for opioid dependence. Cochrane Database Syst Rev, 2014, 2: CD002207.

［10］ Sporer KA. Buprenorphine: a primer for emergency physicians. Ann Emerg Med, 2004, 43(5): 580 - 584.

案例 12

急 性 肝 炎

1. 基于患者的症状和对既往实验室检查的回顾,您应该关注什么肝病过程?

2. 肝炎和暴发性肝衰竭有什么区别?

3. 什么是胆汁淤积性肝炎?

4. 什么物质(药品,非处方药,补品,化学品)与肝细胞坏死有关?

5. 什么草药、补品与肝坏死的发展有关?

6. 患者使用的草药补品中的哪个成分可能引起了他的症状?

7. 因中国黄芩肝毒性致病的患者其治疗方法是什么?

8. 石蚕的作用是什么及石蚕相关毒性引起的体征症状是什么?

9. 其他的石蚕属植物是否都对肝有类似的影响或者这些影响是石蚕属植物特有的?

10. 什么工具可用于建立因果关系?

11. 还有哪些其他的草药补品与肝毒性有关?

12. 吡咯里西啶生物碱会造成什么类型的损伤?

摘　要: 人与多种物质接触都可能出现肝损伤。该案例涉及一名 46 岁的男性患者,出现发热、恶心、呕吐和肝损伤迹象。在本章中,我们主要回顾以药物和补品为原因所导致的肝炎和肝细胞坏死。

关键词: 胆汁淤积性黄疸;肝炎;草药产品;补品;中国黄芩

现病史

一名 46 岁的男性在间歇性发作发热、恶心和呕吐 5 周后至急诊室就诊，症状在入院后的早晨恢复。病程中患者的最高体温是 40.3℃。患者叙述了持续约 2～3 d 的症状，这些症状导致他多次至急诊科就诊，也是之前的两次住院诊治的原因。他 5 d 前才刚刚办理出院。

在他第 1 次入院期间，他接受了单核细胞增多症（阴性嗜异性抗体检测）的检测，且取血培养结果显示无菌生长，患者以单核细胞增多症的诊断出院。

在他第 2 次入院时，医护人员进行了更大范围的检查包括检测人类免疫缺陷病毒、巨细胞病毒、EB 病毒、伯氏疏螺旋体、汉氏巴尔通体、疟疾、钩端螺旋体和病毒性肝炎。这些测试都没有阳性发现。重复血培养，粪便培养物检查未发现异常。当时他已暂定诊断为立克次体感染，并开始使用多西环素。

既往史	关节炎
	痛风
用药史	维骨力关节炎补充剂，蒙特莫伦西酸樱桃胶囊，根据需要使用对乙酰氨基酚
过敏史	不明药物变态反应
个人史	否认吸烟史，偶尔饮酒，没有使用其他药物
家族史	未知，患者被收养

体格检查

血　压	心　率	呼吸频率	体　温	血氧饱和度
119/72 mmHg	104 次/min	28 次/min	39℃	93%（室内空气下）

一般情况：无急性病容，表情良好，营养良好的中年男性。

皮肤：温暖干燥，无皮疹。

眼：瞳孔等大等圆，双侧对光反射正常，瞳孔直径 4 毫米至 2 毫米。

颈部：无脑膜炎相关体征。

心血管：心动过速，脉搏正常，正常第一、第二心音。

肺部：双侧听诊清音，无触痛。

腹部：腹软，无压痛，无腹胀，可闻及肠鸣音。

四肢：无创伤，无水肿。

神经：清醒，警觉，定向力正常。

四肢的肌肉强度：5/5，且对称，各项感觉完整，无震颤。

实验室检查

第 2 次住院的肝功能检查：

	基线	第1天（上午）	第1天（下午）	第2天	第3天	第4天
谷草转氨酶(U/L)	37	121	75	64	47	36
谷丙转氨酶(U/L)	71	131	96	91	70	58
总胆红素(μmol/L)	17.1	68.4	46.2	32.5	25.7	23.9
碱性磷酸酶(U/L)	85	215	155	151	166	146

当前院内的实验室检查：

白细胞	血红蛋白	血小板
8.5×10^9/L	152 g/L	155×10^9/L

钠	钾	氯
139 mmol/L	4.2 mmol/L	102 mmol/L

二氧化碳结合力	血尿素氮	肌酐
28 mmol/L	3.56 mmol/L	91.94 mmol/L

尿液分析：在正常范围内。

目前住院治疗的肝功能检查：

	第 1 天	第 2 天 （上午）	第 2 天 （下午）	第 3 天	第 4 天
谷草转氨酶（U/L）	137	89	99	87	66
谷丙转氨酶（U/L）	55	91	94	120	102
总胆红素（μmol/L）	68.4	41.0	49.6	70.1	32.5
碱性磷酸酶（U/L）	83	84	86	98	124

辅助检查

心电图：窦性心律，每分钟心跳 96 次，QRS 期时长 86 ms，QTc 期时长 459 ms。

入院病程

随着患者第 2 次入院，他开始怀疑他的症状与使用草药补品有关。草药补品是他住院期间唯一没有继续服用的药物，且在住院期间症状得到改善。此外，他在第 1 次和第 2 次入院之间服用了约 2～3 剂的补品，之后症状再次出现。入院当天，他注意到仅服用一剂补品后症状复发。他再次入院，3 d 内症状得到缓解。停止使用补品后，检测结果显示肝功能得到改善。

案例要点

1. 基于患者的症状和对既往实验室检查的回顾，您应该关注什么肝病过程？
- 病毒性肝炎
- 胆汁淤积性肝炎
- 肝细胞坏死
- 药物性肝炎
- 自身免疫性肝炎

2. 肝炎和暴发性肝衰竭有什么区别？
- 肝炎
  —简而言之就是肝的炎症。

　　—肝炎可导致谷草转氨酶和谷丙转氨酶的升高,表明出现了肝损伤。
- 暴发性肝功能衰竭,也称为急性肝功能衰竭
  —肝损伤进一步恶化,出现蛋白质合成减少、凝血功能障碍和脑病。
  —该术语是指肝功能衰竭的突然发作,在数日至 2 周内从黄疸的进程迅速恶化为脑病。
- —些研究者报道了发生超过 8 周的肝功能恶化,而其他研究者则依据 8 周的病程将其定义为迟发性肝功能衰竭。

3. 什么是胆汁淤积型肝炎?
- 胆汁淤积性肝炎是胆汁合成和流动的损害。
  —在一案例中,胆汁淤积性肝炎是毒素诱导产生的。
  —这一情况的发生,是由于毒素直接损伤了微管细胞,但并不总是能够影响肝细胞(谷草转氨酶和谷丙转氨酶可能是正常的)。
  —碱性磷酸酶和胆红素水平升高。
- 症状和临床表现常有酱油尿,皮肤瘙痒。
- 初次暴露致病物质到出现症状之间通常有 2～24 周的时间。

4. 什么物质(药品,非处方药,补品,化学品)与肝细胞坏死有关?

对乙酰氨基酚	铁	奎宁
鹅膏毒素	氨甲蝶呤	磺胺类药物
砷污染	甲基多巴	四氯乙烷
别嘌呤醇	呋喃妥因	四环素
卡马西平	苯妥英钠	三硝基甲苯
四氯化碳	黄磷	曲格列酮
十氯酮	普鲁卡因	氯乙烯
肼屈嗪	丙硫氧嘧啶	

5. 什么草药、补品与肝坏死的发展有关?
- 金步万—四氢帕马丁
- 北极熊肝脏—维生素 A 过量/毒性
- 中国黄芩

● 黑儿茶

6. 患者使用的草药补品中的哪个成分可能引起了他的症状？

● 维骨力关节炎补充剂含有氨基葡萄糖、软骨素、透明质酸、中国黄芩和黑儿茶。

● 文献中的几例报道记述了维骨力关节炎补充剂的肝毒性的案例。这些案例将肝毒性的发展与中国黄芩（中药黄芩）联系了起来[1-3]。

● 含有美国黄芩的产品已被石蚕（石蚕香科）污染，是一种已知的肝毒素，其外观与美国黄芩非常相似。

● 有些人担心石蚕可能会污染维骨力关节炎补充剂，但没有确认该产品中存在石蚕或中国黄芩。

● 蒙特莫伦西酸樱桃胶囊是由一种名为蒙特莫伦西樱桃的酸樱桃浓缩制成的。有多例报道记述了胶囊有益健康（针对痛风的自然疗效，抗氧化作用等），但没有报道记录有不良反应。

● 此患者的肝毒性极可能与他正在服用的维骨力关节炎补充剂有关，并且中国黄芩可能是主要致病成分。

7. 因中国黄芩肝毒性致病的患者其治疗方法是什么？

● 在文献报道的案例中，停用产品后患者的症状得到缓解，转氨酶数值也正常化。

● 恢复的时间因人而异，可以是数天、数周也可以长达数月。

8. 石蚕的作用是什么及石蚕相关毒性引起的体征症状是什么？

● 石蚕属植物通常都指的是石蚕。特别命名为石蚕的是石蚕香科。

● 石蚕（石蚕香科）这种植物在法国作为减肥辅助品出售。

● 在导致大量因减肥而服用这种药物的患者患上肝炎后，它被撤出了市场[4]。

● 由于与美国黄芩的物理学相似性，石蚕常意外地报道污染了含有黄芩的草药产品。

● 肝炎是石蚕相关毒性引起的最多见的症状，还曾报道有肝硬化、慢性肝炎和暴发性肝衰竭[5]。

- 再次暴露于石蚕可导致肝炎复发或更严重的病症的出现[4-7]。
- 其他未明确的症状包括恶心、呕吐、厌食和腹痛。

9. 其他的石蚕属植物是否都对肝有类似的影响或者这些影响是石蚕属植物特有的？

- 肝功能障碍与狭叶香、头花蓼、和山藿香有关
- 狭叶香
  - —用于治疗糖尿病和发热的草药，有报道指出狭叶香导致胆汁淤积性肝炎和肝细胞损伤的案例[8,9]。
  - —曾有一份案例报道记录狭叶香导致了暴发性肝衰竭并需要进行肝移植[10]。
- 头花蓼[11]
  - —在这一案例中，患者每天饮用含有头花蓼的茶长达 4 个月以治疗高血糖。
- 山藿香
  - —用中草药治疗腰背部背部疼痛，一名患者发展为胆汁淤积性肝炎[12]。
  - —气相色谱法鉴定出所用草药含有山藿香素，一种在山藿香中发现的富良野新克罗烷型二萜类。山藿香在结构上类似于石蚕，新克罗烷型二萜类被认为是石蚕香科肝毒性的主要致病成分。

10. 什么工具可用于建立因果关系？

　　布拉德福德-希尔斯标准于 1965 年发布，标准中列出了 9 项有助于确定联系中是否存在因果关系的指标，包括：

- 联系的强弱
  - —由风险性决定的强关联，更可能提示因果关系的存在。
- 连贯性
  - —重复地观察事件之间的关系。
- 特异性
  - —特异性的程度根据不同的暴露程度有不同的结果。
- 时效性
  - —暴露必须发生于预期结果发展之前。

- 生物梯度

  —暴露得越多,得出结果的可能性越大。

- 合理性

  —该联系具有合理的生物学机制。

- 一致性

  —该联系与先前建立的认识并不矛盾。

- 实验性

  —如果以随机对照试验支持,更有可能建立因果关系。

- 类似性

  —我们有理由认为,类似的暴露会导致类似的影响出现。

  虽然这些考虑并不是确定因果关系的标准,但随着时间的推移,它们已在多项研究中得到应用[13]。

11. 还有哪些其他的草药补品与肝毒性有关?

- 甜薄荷油(穗花薄荷;欧亚薄荷)
- 小檞树(三齿兰)
- 石蚕(石蚕香科)
- 卡瓦卡瓦(卡瓦胡椒)
- 吡咯里西啶类生物碱

  —博拉吉:琉璃苣

  —康弗雷:紫草科植物

12. 吡咯里西啶生物碱会造成什么类型的损伤?

- 吡咯里西啶生物碱导致静脉闭塞性疾病发生[14]。
- 静脉闭塞性疾病是由毒素引起的内皮损伤所致的肝终末静脉内膜增厚,最终导致水肿和非血栓性阻塞[14]。
- 可在中央静脉和小叶静脉中发展为纤维化。
- 小叶中心区域的腺状扩张与肝坏死和细胞损伤有关。

案例结论

该患者患有胆汁淤积性肝炎,疾病的发展与使用维骨力关节炎补充剂有关。维骨力关节炎补充剂与胆汁淤积性肝炎的发展有关是由于其中含有的中国黄芩。随着停药和支持治疗，患者的症状得到缓解，转氨酶恢复到基线状态，并最终出院回家。

特殊专业指导

内科学/家庭医学

- 若患者出现病因不明的发热伴有恶心和呕吐，特别是患者第 2 或第 3 次因症状再现回到科室就诊，应考虑进行肝功能检查。
- 对于病因不明出现肝损伤迹象的患者，考虑药物、草药补品和非处方药致病的可能性。
  - 采集家中所有药物的完整使用史，包括非处方药、补品和草药/药物。
  - 采集的用药史应包括前 3 个月内使用过的所有产品，因为某些药物的潜伏期可能延长。
  - 如果怀疑药物致病，应确保进行肝功能检测，因为它可以为毒素诱导的反应提供支持证据。
  - 建议先禁用非处方药物和/或草药或补品，直到由主要提供者重新评估或由专家评估完成。
- 不同的药物、草药和非处方药会引起不同程度的肝损伤。尽早咨询当地的毒物控制中心或毒理学家并彻底提供完整的药物或补品使用史，将有助于识别可能造成不良影响的产品。治疗方案将根据潜在的暴露程度和疾病的严重程度而有所不同。

急诊医学

- 若患者出现病因不明的发热伴有恶心和呕吐，应考虑进行肝功能检查。
- 收集家中所有药物的完整使用史，包括过去 3 个月内使用的非处方药、补品和草药或其他药物。
- 建议先禁用非处方药或草药/补品，直到主要提供者或专家评估完成。
- 支持性治疗和停止使用侵害性的药物是治疗草药性肝炎的主要方法。
- 不同的药物、草药和非处方药会引起不同程度的肝损伤。尽早咨询当地的毒物控制中心或毒理学家并彻底提供完整的药物或补品使用史，将有助于识别可能造成不良影响的产品。治疗方案的选择将根据潜在的暴露程度和疾病的严重程度而有所不同。草药产品诱发肝炎的诊断是一种排除性诊断。

毒理学

- 评估所有可获得的患者的药物、补品和非处方药。

　—考虑草药补品或非处方药物的潜在污染是导致症状出现的原因之一。

　—搜索文献以评估有类似药剂的类似案例。

- 如果可能的话，尝试获取患者摄入的一些产品进行测试。这有助于识别产品污染或成分错误识别。

- 草药产品诱发肝炎的诊断是一种排除性诊断。

- 不同的药物、草药和非处方药会引起不同程度的肝损伤。治疗方案的选择将根据潜在的暴露程度和疾病的严重程度而有所不同。

参考文献

［1］ Dhanasekaran R, Owens V, Sanchez W. Chinese skullcap in move free arthritis supplement causes drug induced liver injury and pulmonary infiltrates. Case Rep Hepatol, 2013, 2013: 1 - 4.

［2］ Linnebur SA, Rapacchietta OC, Vejar M. Hepatotoxicity associated with Chinese skullcap contained in Move Free Advanced dietary supplement: two case reports and review of the literature. Pharmacotherapy, 2010, 30: 258e - 262e.

［3］ Yang L, Aronsohn A, Hart J, et al. Herbal hepatotoxicity from Chinese skullcap: a case report. World J Hepatol, 2012, 4(7): 231 - 233.

［4］ Gori L, Galluzzi P, Mascherini V, et al. Two contemporary cases of hepatitis associated with Teucurium chamaedrys L. decoction use: case reports and review of the literature. Basic Clin Pharmacol Toxicol, 2011, 109: 521 - 526.

［5］ Larrey D, Vial T, Pauwels A, et al. Hepatitis after Germander (Teucrium chamaedrys) administration: another instance of herbal medicine hepatotoxicity. Ann Intern Med, 1992, 117: 129 - 132.

［6］ Larrey D. Hepatotoxicity of herbal remedies and mushrooms. Semin Liver Dis, 1995, 15: 183 - 188.

［7］ Loeper J, Descatoire V, Letteron P, et al. Hepatotoxicity of Germander in mice. Gastroenterology, 1994, 106: 464 - 472.

［8］ Mazokopakis E, Lazarido S, Tzardi M, et al. Acute cholestatic hepatitis caused by Teucrium polium L. Phytomedicine, 2004, 11: 83 - 84.

［9］ Starakis I, Siagris D, Leonidou L, et al. Heptatitis caused by the herbal remedy Teucrium polium L. Eur J Gastroenterol Hepatol，2006，18：681 - 683.

[10] Mattei A，Rucay P，Samuel D，et al. Liver transplantation for severe acute liver failure after herbal medicine（Teucrium polium）administration. J Hepatol，1995，22：597.

[11] Dourakis SP，et al. Acute hepatitis associated with herb（Teucrium capitatum L.）administration. Eur J Gastroenterol Hepatol，2002，14：693 - 695.

[12] Poon WT，et al. Hepatitis induced by Teucrium viscidum. Clin Toxicol，2008，46：819 - 822.

[13] Höfler M. The Bradford Hill considerations on causality：a counterfactual perspective. Emerg Themes Epidemiol，2005，2：11.

[14] Ridker P，Mc Dermott W. Comfrey herb tea and hepatic veno-occlusive disease. Lancet，1989，1(8639)：657 - 658.

案例 13

甲状腺补充剂摄入

1. 甲状腺毒症有哪些症状？

2. 甲状腺毒症与甲状腺危象有何不同？

3. 如何区分新发甲状腺疾病与外源性甲状腺激素摄入（误用）？

4. 甲状腺药物过量与锂过量之间有什么相似之处吗？

5. 活性炭可以用在甲状腺激素摄入时防止药物吸收吗？

6. 从左甲状腺素（T_4）摄入到症状发展的大体时间范围是多少？

7. 早期实验室评估对于急性左甲状腺素（T_4）或 T_3 摄入是否有任何作用？

8. 慢性或急性甲状腺激素摄入导致的甲状腺毒症的标准治疗方法是什么？

9. 为什么不用其他专用于治疗自然发生的甲状腺毒症的药物来治疗过量摄入？

10. 为什么使用普萘洛尔会有益处？

11. 如果有 β 受体阻滞药禁忌的哮喘患者可以使用什么药物呢？

12. 普萘洛尔用于儿童时有什么不良反应需要提供者注意？

13. 摄入甲状腺药物后如何确定处置方式？

14. 在院内和出院后应如何关注这些患者以确保疾病改善？

摘　要：本案涉及一名摄取了父亲处方药的 2 岁女孩，她尽早至急诊室接受了活性炭治疗。3 d 后，通过当地毒物控制中心

> 的随诊电话了解，患者出现了呕吐和躁动症状，并且似乎还伴有呼吸急促。我们回顾了导致患者出现这些症状的可能原因，包括甲状腺激素毒性、锂毒性以及患者特定药物过量的治疗管理指南。
>
> **关键词**：儿科；甲状腺补充剂摄入；甲状腺激素；普萘洛尔

现病史

一名 2 岁女孩在摄取父亲的药品几个小时后被父母送至急诊科。约有 30～60 粒药片丢失。

既往史	无
用药史	无
过敏史	不明药物变态反应
家族史	无
个人史	与父母同住

体格检查

血　压	心　率	呼吸频率	体　重
88/55 mmHg	105 次/min	28 次/min	10 kg

一般情况：警觉，活泼好动的孩子。

心血管：正常心率，未闻及心脏杂音、奔马音或摩擦音。

皮肤：温暖且干燥。

神经系统：行为属于其年龄正常水平。

入院病程

急诊科室给予患者 1 g/kg 剂量的活性炭，并在观察 2 h 后予以办理出院,院内观察期间患者的生命体征或行为没有变化。

出院后随访

- 在 3 d 后的毒物中心常规随访中,家属报告患者出现恶心、6～7 次呕吐、饮食减少和躁动。
- 在过去的 6～8 h 里,她似乎出现了呼吸急促。
- 患者被送回急诊科重新评估病情。

第 2 次入院:(初次入院 3 d 后)

体格检查

血　压	心　率	呼吸频率	温　度
没有记录	180 次/min	26 次/min	36.7℃

一般情况:患者警觉,可进行互动。

头、眼、耳、鼻与喉:没有瞳孔改变。

肺部:呼吸音双侧听诊清晰。

神经系统:无震颤,她可以坐着玩玩具,四肢都可移动。

鉴别诊断

- 甲状腺药物的摄入
- 持续释放锂的摄入
- 从初次评估以来的其他可能摄入
  - —兴奋药
  - —咖啡因
  - —可卡因
  - —液体尼古丁
- 活性炭引起的肠梗阻
- 并发病毒性疾病

实验室检查

钠	钾	氯
139 mmol/L	4.2 mmol/L	103 mmol/L

二氧化碳结合力	血尿素氮	肌　酐
26 mmol/L	4.27 mmol/L	26.52 mmol/L

葡萄糖	磷
5.39 mmol/L	0.94(1.45~1.76 mmol/L)

辅助检查

促甲状腺激素	游离 T_4	T_3	游离 T_3
0.04(0.27~4.2 mU/L)	>5.7(0.8~1.9 ng/dl)	274(80~200 ng/dl)	11.29(2.44~4.4 pcg/ml)

心电图显示窦性心动过速,电轴和间隔正常。

入院病程

- 该患者入院并接受心电监护。
- 由于第 2 天早晨出现持续性心动过速,开始给予患者每 8 h 2 mg 的普萘洛尔口服。
- 患者脉搏降到 100~110 次/min,食纳可,未出现震颤或痉挛。
- 普萘洛尔给药 2 d,她在没有逐渐减量的情况下出院回家。
- 第 2 天复测 T_3 为 9.7 pcg/ml。
- 随访仍然没有症状出现,伴有 T_3 的持续减少。

案例要点

1. 甲状腺毒症有哪些症状?

- 内源性和外源性甲状腺激素过量,可引起非常相似的症状。

- 新陈代谢增加导致发热、出汗和体重下降。
- 胃肠道症状包括腹泻、食欲增加但体重减轻（尽管许多报道不是针对急性甲状腺药物过量而是格雷夫病，也有食欲缺乏的情况）[1,2]。
- 对中枢神经系统的影响包括焦躁和震颤。
- 对心脏的影响包括出现心动过速、心律失常和高输出量型心力衰竭。

2. 甲状腺毒症与甲状腺危象有何不同？

- 在甲状腺毒症中，患者表现出 T_3 和 T_4 过量所致的中毒迹象，即甲状腺功能亢进。
- 在甲状腺危象中，患者曾表现为典型的甲状腺功能亢进症状，后在新的刺激下出现症状的恶化，像急性疾病一样。
- 当压力刺激或甲状腺功能亢进病情进展时，患者可能会出现精神状态改变、癫痫发作、昏迷和低血压。
- 内源性和外源性甲状腺激素过量，可引起非常相似的症状。

3. 如何区分新发甲状腺疾病与外源性甲状腺激素摄入（误用）？

- 如果患者有甲状腺毒症和 T_3、T_4 水平升高，伴有促甲状腺激素抑制和甲状腺结合球蛋白水平降低，则可能出现与外源性甲状腺激素摄入（误用）相关的症状[3]。

4. 甲状腺药物过量与锂过量之间有什么相似之处吗？

- 两者均可出现胃肠道症状（恶心，呕吐，腹泻）。
- 粗大震颤是锂毒性的一个突出发现，而细微震颤更常见于甲状腺激素过量。
- 神经系统的作用结果如精神状态改变、昏迷和癫痫发作可出现在急性锂过量 1～2 d 后，或可表现为慢性过量的迟发特征。
- 在心脏传导异常方面，锂中毒比甲状腺激素过量表现得更为典型；两者均可出现心动过速，但甲状腺激素过量与其他交感神经症状的联系可能更明显更密切。

5. 活性炭可以用在甲状腺激素摄入时防止药物吸收吗？

- 甲状腺激素摄入后可以选择使用活性炭，为了达到最大效果可在摄入后 1 h 内给予。

- 甲状腺激素可与活性炭结合。

- 活性炭的比例达到 10∶1 很容易：甲状腺激素的摄入依托微克大小的片剂。

- 对于甲状腺激素摄入治疗中的活性炭给药方式有多种不同的建议，其中一个例子如下：

  —年龄＞12 个月

  —甲状腺激素摄入＞3 mg 应该给予活性炭，摄入＜3 mg 不需要给予活性炭，因为出现延迟症状的可能性低。

6. 从左甲状腺素(T_4)摄入到症状发展的大体时间范围是多少？

- 大多数患者在摄入甲状腺激素后 7～10 d 内没有症状出现。

- 案例报道确实表明一些患者会在大量摄入甲状腺激素后 2～3 d 内出现症状[1,4-6]。

- 在那些出现症状的人中，最初轻微的胃肠道症状可能会加剧，并伴有易怒。应评估这些患者是否有心动过速。而针对那些有生命体征异常（包括任何原因所致的体温升高）的患者，应监测症状进展并考虑给予治疗。

- 摄入含有 T_3 而不是左甲状腺素的产品的患者，可能在摄入甲状腺激素后数小时内出现症状[7]。

7. 早期实验室评估对于急性左甲状腺素(T_4)或 T_3 摄入是否有任何作用？

- 虽然能够被相对快速地从胃肠道吸收（在几小时内），但 T_4 定量检测与症状无关，因为下文提到的反馈机制限制了 T_4 向活性 T_3 的转化[8]。

- 如果对产品的特性存在不确定性（或者已摄入混合物-例如粉状的甲状腺激素），一日或两日连续测量 T_3 可以提供有关持续治疗的信息（如下所述）。

- 如果不清楚是否已摄入甲状腺激素，在可能摄入的数小时后 T_4 属于正常范围内可解除担忧。然而，这不是临床通用的做法。

8. 慢性或急性甲状腺激素摄入导致的甲状腺毒症的标准治疗方法是什么？

- 支持性治疗。
- 静脉输液。
- 苯二氮䓬类药物用于躁动或焦虑（抗精神病药可能恶化病情）。
- 主动降温，苯二氮䓬类药物，以及若患者高热可进行插管。
- β受体阻滞药（通常为普萘洛尔）用于心动过速。
- 如果尚且为疑诊，可考虑使用针对发热的对乙酰氨基酚，但这个药品对甲状腺毒症没有效果。

9. 为什么不用其他专用于治疗自然发生的甲状腺毒症的药物来治疗过量摄入？

- 症状的时程通常很短，并且可以随着活性甲状腺激素的持续消除来缓解；负反馈通常是有效的，可以使内源性甲状腺激素释放停止。
- 此外，将 T_4 转化为"反 T_3"（rT_3）可以使 T_3 的一些作用最小化，因为 rT_3 与甲状腺受体结合但不激活它们。

10. 为什么使用普萘洛尔会有益处？

- 普萘洛尔可用于症状控制（心动过速和震颤）。
- 它还降低了外周 T_4 到 T_3 的转换。
- 普萘洛尔可为癫痫发作提供保护。

11. 如果有 β 受体阻滞药禁忌的哮喘患者可以使用什么药物呢？

- 可以使用钙通道阻滞药[9]。
- 虽然地尔硫䓬是大多数甲状腺毒症研究的焦点，但它被用于甲状腺毒症患者的长期治疗。急性情况下应谨慎使用静脉注射钙通道阻滞药，因为有加剧外周血管舒张的可能（尤其是二氢吡啶类）[9]。
- 不要将地尔硫䓬（或任何钙通道阻滞药）与普萘洛尔（或其他 β-受体阻滞药）混合使用。

12. 普萘洛尔用于儿童时有什么不良反应需要提供者注意？

- 对于接受普萘洛尔后发生低血糖症的儿童，提供者应该非常谨慎对待。这是普萘洛尔(β受体介导的糖原分解、脂肪分解和糖异生的丧失)的直接效用,并且可因在院内经饮食减少而恶化[10]。

- 患者应进行心脏监测,以确保不发生明显的心动过缓。

13. 摄入甲状腺药物后如何确定处置方式?

- 在严格预防再次入院的措施之下,意外摄入含有 T_4 的药物后表现基本健康的患者,若能够获得可靠的医保,可先行回家。
- 如果患者在摄入单纯的左甲状腺素后 1 h 内到达医院,给予其活性炭并办理出院是合理的。
- 将任何故意摄入或摄入含有结合 T_3/T_4 产品的患者收治入院进行监测。
- 本指南也适用于长期服用甲状腺药物出现急性意外或故意服用过量的患者。

14. 在院内和出院后应如何关注这些患者以确保疾病改善?

- 针对那些有明显心动过速的人应给予连续心电监测,同时评估普萘洛尔治疗的影响。
- 一旦记录到下降趋势,就不需要频繁进行 T_4 测试。
- 还有一些建议,追踪检测游离 T_3 的水平是确定改善的更好方法[6,11]。
- 如果游离 T_3 水平正在降低,那么 T_4 转化为 T_3 的比率已经降低,且下降的状态通过转化为反 $T_3(rT_3)$ 和/或内源性的 T_3 清除而加剧。
- 因此,症状应该可以消退,治疗也可以停止。
- 如果患者在同一天办理出院,因为 β 受体阻滞药已停用,需要在 1~2 d 内进行随访,以记录体重稳定性、评估任何复发症状并记录生命体征。

案例结论

　　在这一案例中,患者摄入了她父亲的左甲状腺素,尽管在到达急诊科后不久就接受了活性炭治疗,却出现了甲状腺毒性症状。患者出现症状后就被收治入院进行观察,随后给予了 T_3 水平的检测。她配合良好,出院时没有发现并发症。

特殊专业指导

内科/家庭医学

- 一般而言,意外或故意服用甲状腺激素过量的患者预后良好。
- 除非摄取的是 T_3,在这种情况下药品摄入和症状发生之间通常有一定滞后时间,多数情况下为 5～7 d,但最早可在摄入后的 24 h 观察到症状。
- 虽然能够被相对快速地从胃肠道吸收(在几小时内),但 T_4 定量检测与症状无关,因为下文提到的反馈机制限制了 T_4 向活性 T_3 的转化。
- 如果产品的特性存在不确定性(或者已摄入混合物-例如粉状的甲状腺激素),1 或 2 d 连续测量 T_3 可以提供有关持续治疗的信息(如下所述)。
- 如果不清楚是否已摄入甲状腺激素,在可能摄入的数小时后 T_4 属于正常范围内可解除担忧。然而,这不是临床通用的做法。
- 摄入后 1～2 d 和 5～7 d 进行随访,寻找任何呕吐、食欲改变、烦躁或震颤的症状,评估有症状者的生命体征。
- 血清 T_4 的测量在无症状个体中无用,除非用于记录或排除有不明摄入史。
- 一般支持疗法是治疗的支柱,包括用于临床明显心动过速的普萘洛尔,用于躁动的苯二氮䓬类药物和用于体温过高的积极降温措施。
- 已知,不同于甲状腺危象或甲状腺毒症时用普萘洛尔治疗,甲状腺激素过量或意外摄入不应使用常规疗法(丙基硫氧嘧啶,甲巯咪唑,碘)。

儿科

- 一般而言,意外或故意服用甲状腺激素过量的患者预后良好。
- 除非摄取的是 T_3,在这种情况下药品摄入和症状发生之间通常有一定滞后时间,多数情况下为 5～7 d,但最早可在摄入后的 24 h 观察到症状。
- 虽然能够被相对快速地从胃肠道吸收(在几小时内),但 T_4 定量检测与症状无关,因为下文提到的反馈机制限制了 T_4 向活性 T_3 的转化。
- 如果产品的特性存在不确定性(或者已摄入混合物-例如粉状的甲状

腺激素),1 或 2 d 连续测量 T_3 可以提供有关持续治疗的信息(如下所述)。

- 如果不清楚是否已摄入,在可能摄入的数小时后 T_4 属于正常范围内可解除担忧。然而,这不是临床通用的做法。
- 摄入后 1~2 d 和 5~7 d 进行随访,寻找任何呕吐、食欲改变、烦躁或震颤的症状,评估有症状者的生命体征。
- 血清 T_4 的测量在无症状个体中无用,除非用于记录或排除有不明摄入史。
- 一般支持疗法是治疗的支柱,包括用于临床明显心动过速的普萘洛尔,用于躁动的苯二氮䓬类药物和用于体温过高的积极降温措施。

急诊医学

- 一般而言,意外或故意过量服用甲状腺激素的患者预后良好。
- 除非摄取的是 T_3,在这种情况下药品摄入和症状发生之间通常有一定滞后时间,多数情况下为 5~7 d,但最早可在摄入后的 24 h 观察到症状。
- 虽然能够被相对快速地从胃肠道吸收(在几小时内),但 T_4 定量检测与症状无关,因为下文提到的反馈机制限制了 T_4 向活性 T_3 的转化。
- 如果产品的特性存在不确定性(或者已摄入混合物-例如粉状的甲状腺激素),1 或 2 d 连续测量 T_3 可以提供有关持续治疗的信息(如下所述)。
- 如果不清楚是否已摄入甲状腺激素,在可能摄入的数小时后 T_4 属于正常范围内可解除担忧。然而,这不是临床通用的做法。
- 良好的支持疗法是有症状患者的主要治疗方法。
- 如果怀疑服用甲状腺激素过量,应避免使用抗精神病药,并优先使用苯二氮䓬类药物治疗躁动。
- 积极采取降温措施治疗体温过高,包括冷盐水、冷敷、苯二氮䓬类药物治疗躁动、出现麻痹时行插管,以及必要时的镇静治疗。
- 普萘洛尔是治疗临床明显心动过速的首选药物。在成年人的内源性甲状腺危象中,可以使用初始剂量每 10~15 min 给予 1~2 mg 静脉注射,直至达到期望的效果。儿童滴定可以采用较低的初始剂量(如

0.1 mg/kg），在重复给药或逐步增加剂量之前需监测治疗效果 10 min 以上。在烧伤患者中的使用药量达 0.7 mg/kg 静脉注射[12]。

- 已知，不同于甲状腺危象或甲状腺毒症时用普萘洛尔治疗，甲状腺激素过量或意外摄入不应使用常规疗法（丙基硫氧嘧啶，甲巯咪唑，碘）。

毒理学

- 一般而言，意外或故意过量使用甲状腺激素的患者预后良好。
- 除非摄取的是 T_3，在这种情况下药品摄入和症状发生之间通常有一定滞后时间，多数情况下为 5～7 d，但最早可在摄入后的 24 h 观察到症状。
- 意外少量摄入左甲状腺素或其他仅摄入 T_4 制剂的无症状患者，可以在家中恰当的环境下进行监护（易护理、可靠的父母/看护人）。在这组患者中，症状不可能或可能轻微；没有必要进行实验室检测。
- 虽然能够被相对快速地从胃肠道吸收（在几小时内），但 T_4 定量检测与症状无关，因为下文提到的反馈机制限制了 T_4 向活性 T_3 的转化。
- 如果产品的特性存在不确定性（或者已摄入混合物-例如粉状的甲状腺激素），1 或 2 d 连续测量 T_3 可以提供有关持续治疗的信息（如下所述）。
- 如果不清楚是否已摄入甲状腺激素，在可能摄入的数小时后 T_4 属于正常范围内可解除担忧。然而，这不是临床通用的做法。
- 良好的支持护理是有症状患者的主要治疗方法。
- 如果怀疑服用甲状腺激素过量，应避免使用抗精神病药，并优先使用苯二氮䓬类药物治疗躁动。
- 积极采取降温措施治疗体温过高，包括冷盐水、冷敷、苯二氮䓬类药物治疗躁动、出现麻痹时行插管，以及必要时的镇静治疗。
- 普萘洛尔是治疗临床明显心动过速的首选药物。在成年患者的内源性甲状腺危象中，可以使用初始剂量每 10～15 min 给予 1～2 mg 静脉注射，直至达到期望的效果。儿童滴定可以采用较低的初始剂量（如 0.1 mg/kg），在重复给药或逐步增加剂量之前需监测治疗效果 10 min 以上。在烧伤患者中的使用药量达 0.7 mg/kg 静脉注射。
- 已知，不同于甲状腺危象或甲状腺毒症时用普萘洛尔治疗，甲状腺激素过量或意外摄入不应使用常规疗法(丙基硫氧嘧啶,甲巯咪唑,碘)。

参考文献

[1] Ho J, Jackson R, Johnson D. Massive levothyroxine ingestion in a pediatric patient: a case report and discussion. CEJM, 2011, 13(3): 165 - 168.

[2] Lazar I, Kalter-Leibovici O, Pertzelan A, et al. Thyrotoxicosis in prepubertal children compared with pubertal and postpubertal patients. J Clin Endocrinol Metab, 2000, 85: 3678 - 3682.

[3] Mariotti S, Marino E, Cupin C, et al. Low serum thyroglobulin as a clue to the diagnosis of thyrotoxicosis factitia. N Engl J Med, 1982, 307: 410 - 412.

[4] Lewander WJ, Lacouture PG, Silva JE, et al. Acute thyroxine ingestion in pediatric patients. Pediatrics, 1989, 84(2): 262 - 265.

[5] Litovitz TL, White JD. Levothyroxine ingestions in children: an analysis of 78 cases. Am J Emerg Med, 1985, 3(4): 297 - 300.

[6] Mandel SH, Magnusson AR, Burton BT, et al. Massive levothyroxine ingestion. Conservative management. Clin Pediatr, 1989, 28(8): 374 - 376.

[7] Cytomel [package insert]. Pfizer, New York. 2014. http://labeling.pfizer.com/ShowLabeling.aspx?id=703. Accessed 28 Apr 2015.

[8] Kaiserman I, Avni M, Sack J. Kinetics of the pituitary-thyroid axis and the peripheral thyroid hormones in 2 children with thyroxine intoxication. Horm Res, 1995, 44(5): 229 - 237.

[9] Milner MR, Goldman ME. Diltiazem for the treatment of thyrotoxicosis. Arch Intern Med, 1989, 149(5): 1217.

[10] Holland KE, Frieden IJ, Frommelt PC, et al. Hypoglycemia in children taking propranolol for the treatment of infantile hemangioma. Arch Dermatol, 2010, 146(7): 775 - 778.

[11] Majlesi N, Greller HA, McGuigan MA, et al. Thyroidstormafterpediat- ric levothyroxine ingestion. Pediatrics, 2010, 126(2): e470 - 3. http://pediatrics.aappublications.org/cgi/pmidlookup? view=long&pmid=20643722.

[12] Das G, Krieger M. Treatment of thyrotoxic storm with intravenous administration of propranolol. Ann Int Med, 1969, 70: 985 - 988.

案例 14

蓝色的或是刚烈的：
选择你的毒素

1. 高铁血红蛋白血症的机制是什么？
2. 美国食品及药物管理局有关 5-羟色胺综合征和亚甲蓝的警告是什么？
3. 给予亚甲蓝后发生 5-羟色胺综合征的数据是什么？
4. 除了用于治疗高铁血红蛋白血症，亚甲蓝还有哪些潜在适应证？
5. 亚甲蓝会引起其他的潜在不良反应或不良事件么？

摘　要： 高铁血红蛋白血症是由血红蛋白异常氧化引起的先天性或后天性血红蛋白病。通常来说，高铁血红蛋白血症可以用亚甲蓝治疗。但是亚甲蓝有潜在 5-羟色胺能作用，并且美国食品及药物管理局发布了有关于亚甲蓝诱发 5-羟色胺综合征的可能性的警告。本章将讨论高铁血红蛋白血症、该状况下的治疗选择以及亚甲蓝给药相关的不良反应。

关键词： 高铁血红蛋白血症；5-羟色胺综合征；亚甲蓝

一名患者以呼吸窘迫被送至急诊室，并被诊断患有肺炎。开始给予患者抗菌药物并收入重症监护室。入院后患者再次出现呼吸窘迫，血氧饱和度为 88%。最终诊断出高铁血红蛋白血症。关于同时给一个服用选择性 5-羟色胺再摄取抑制药的个体服用亚甲蓝，药剂师提出了担忧。

本回顾讨论了这些问题。

现病史

　　一名有抑郁症和乳腺癌病史的 65 岁女性患者因呼吸窘迫被送至急诊科。最初的胸部影像显示双侧肺部浸润。她开始使用广谱抗生素并住入重症监护病房。传染病科会诊后将患者的抗菌药物改为伯氨喹，以治疗可能的肺孢子菌肺炎。患者临床症状改善，直到住院第 1 天出现呼吸窘迫症状加剧。

既往病史	乳腺癌；抑郁症
用药史	舍曲林；化疗方案包括多柔比星和环磷酰胺
过敏史	无已知药物过敏
家族史	已回顾且无家族病史

体格检查

血　压	心　率	呼吸频率	血氧饱和度
110/80 mmHg	110 次/min	22 次/min	88%（15 L/min 氧流量下）

　　一般情况：中度急性呼吸窘迫时，端坐呼吸。

　　肺部：呼吸急促。可以说出有 3～4 个词的句子。听得散在的爆裂声。

　　心血管：心动过速，节律规整。无杂音。

　　神经系统：清醒，定向力正常。

　　四肢：无水肿。

　　皮肤：口唇紫绀。

实验室检查

白细胞	血红蛋白	血小板
$14×10^9/L$	110 g/L	$352×10^9/L$

（续表）

钠	钾	氯	二氧化碳结合力
140 mmol/L	4.1 mmol/L	109 mmol/L	20 mmol/L

血尿素氮	肌　酐	葡萄糖
4.63 mmol/L	114.92 mmol/L	102 mg/dL

谷草转氨酶	谷丙转氨酶
25 U/L	23 U/L

碳氧血红蛋白定量法显示高铁血红蛋白浓度为 20%。

入院病程

尽管已停用伯氨喹，复测高铁血红蛋白浓度为 20%，患者继续出现紫绀，且血氧饱和度低至 86%。预订使用亚甲蓝，但药剂师担心给正在使用选择性 5-羟色胺再摄取抑制药的患者施用亚甲蓝的可行性。

案例要点

1. 高铁血红蛋白血症的机制是什么？

高铁血红蛋白血症可以存在于先天或后天的变异中，这两种情况都有共同的途径：脱氧血红蛋白的氧化，使亚铁离子转化为三价铁[1,2]。在正常条件下，铁通过细胞色素 b5 还原酶（NADH 高铁血红蛋白还原酶）转化回携氧载体的形式[1,2]。第二种酶，烟酰胺腺嘌呤二核苷酸磷酸（nicotinamide adenine dinucleotide phosphate，NADPH）高铁血红蛋白还原酶也可以降低高铁血红蛋白[3]。然而在常规情况下，NADPH 高铁血红蛋白还原酶相对沉默，但假设认为 NADPH 在使用亚甲蓝时降低高铁血红蛋白中起着更大的作用，通过磷酸己糖支路形成的 NADPH 将亚甲蓝还原为亚甲白蓝，从而提供一个电子来减少高铁血红蛋白[3]。

2. 美国食品及药物管理局有关 5-羟色胺综合征和亚甲蓝的警告是什么？

2011 年，美国食品及药物管理局发布警告称亚甲蓝可能会在服用

5-羟色胺能精神病药物的患者中引起 5-羟色胺综合征。一些案例发生后被上交到美国食品及药物管理局不良事件报告系统，在这之后管理局发出了警告。案例中的大多数发生在维持使用 5-羟色胺能精神病药物的患者身上，这些患者都在甲状旁腺手术期间接受了 3～5 mg/kg 的亚甲蓝[4-6]。

3. 给予亚甲蓝后发生 5-羟色胺综合征的数据是什么？

给予亚甲蓝后的 5-羟色胺综合征的数据主要基于案例报道。虽然已知亚甲蓝是一种强单胺氧化酶抑制药[7]，但是没有大量数据能够阐明给正在服用 5-羟色胺能精神病药物的患者伴用亚甲蓝会有发生 5-羟色胺综合征的风险。一些数据表明，即使是 1 mg/kg 剂量的亚甲蓝也可能会导致正在使用 5-羟色胺能药物的患者出现 5-羟色胺综合征[8]。鉴于这种不良药物反应的相对罕见性和确诊的困难性，很难真正理解 5-羟色胺综合征的风险因素。虽然有两项回顾性研究强调了服用 5-羟色胺能药物的患者在摄入亚甲蓝后的脑病状态或 5-羟色胺综合征，但没有前瞻性研究可以将发生在人类身上的这些风险量化[6,9]。已知的能够在伴随亚甲蓝给药时诱导出 5-羟色胺综合征的 5-羟色胺能药物包括：选择性 5-羟色胺再摄取抑制药、选择性去甲肾上腺素再摄取抑制药和三环类抗抑郁药[5-13]。

4. 除了用于治疗高铁血红蛋白血症，亚甲蓝还有哪些潜在适应证？

虽然亚甲蓝目前不是美国食品及药物管理局批准的药物，但它有许多潜在的用途。除高铁血红蛋白血症外，它还用于治疗由心肺体外循环手术和异环磷酰胺脑病导致的血管麻痹综合征。它还被用于治疗低血压患者同时出现脓血症和二氢吡啶类钙通道阻滞药过量[14-18]。人们认为亚甲蓝之所以可以改善低血压，是因其可以抑制一氧化氮合酶、鸟苷酸环化酶和自由基的形成。由于这些机制，亚甲蓝也已成功用于治疗阴茎异常勃起和肝肺综合征。

由于其鲜艳的蓝色，亚甲蓝常用在外科手术中为组织清创做引导，用于关节内注射来评估潜在的穿透性关节损伤、泌尿外科手术中评估输尿管状况、甲状旁腺手术中识别腺体和检测胃球囊的破裂。

5. 亚甲蓝会引起其他的潜在不良反应或不良事件么？

虽然亚甲蓝可以用于治疗有症状的高铁血红蛋白血症，但它也可能诱发高铁血红蛋白血症，特别是当给予非常大剂量或 NADPH 高铁血红蛋白还原酶途径存在异常时。一些研究表明，给药量不应超过 7 mg/kg，以避免诱发高铁血红蛋白血症[19]。

亚甲蓝给药引起的不良反应可能是溶血性贫血。亚甲蓝是一种氧化剂，可引起溶血性贫血。葡萄糖-6-磷酸脱氢酶缺乏症的患者发生溶血的风险更高[20]。

亚甲蓝鲜艳的颜色可导致皮肤变色，类似紫绀，使医疗工作者难以确定紫绀是否正在改善。变色还可导致低血氧饱和度的读数偏低。

因为 NADH 还原酶活性较低，新生儿对亚甲蓝特别敏感。所以，如果需要使用亚甲蓝，应给予非常小的剂量。曾有报道称胎儿羊膜内接触亚甲蓝导致皮肤变色、高铁血红蛋白血症和溶血[21-23]。

特殊专业指导

急诊医学

- 当血氧饱和度达 80% 以上（例如 85%～88%），并且读数在给氧后没有显著改善时，应该怀疑高铁血红蛋白血症。
- 高氧血红蛋白血症应该用碳氧血红蛋白定量法进行诊断。

血液学

- 细胞色素 b_5 还原酶是负责降低血红蛋白中铁价的主要酶。
- 亚甲蓝接受来自磷酸己糖支路的电子，并可通过生成亚甲白蓝来减少高铁血红蛋白。

重症医学

- 亚甲蓝还可用于治疗各种其他病症，包括难治性血管麻痹性休克、颈部手术中腮腺的识别、识别关节穿透和异环磷酰胺脑病的治疗。
- 危及生命的高铁血红蛋白血症患者应该用亚甲蓝治疗，即使患者正在服用 5-羟色胺能药物。

参考文献

［1］ Curry S. Methemoglobinemia. Ann Emerg Med，1982，11：214－221.

［2］ Levine M，O'Connor AD，Tasset M. Methemoglobinemia after a mediastinal stab wound. J Emerg Med，2013，45：e153－156.

［3］ Canning J，Levine M. Case files of the medical toxicology fellowship at Banner Good Samaritan Medical Center in Phoenix，AZ：methemoglobinemia following dapsone exposure. J Med Toxicol，2011，7：139－146.

［4］ Ng BK，Cameron AJ，Liang R，et al. Serotonin syndrome following methylene blue infusion during parathyroidectomy：a case report and literature review. Can J Anaesth，2008，55(1)：36－41. https://doi. org/10. 1007/BF03017595.

［5］ Rowley M，Riutort K，Shapiro D，et al. Methylene blue-associated serotonin syndrome：a 'green' encephalopathy after parathyroidectomy. Neurocrit Care，2009，11(1)：88－93. https://doi.org/10.1007/s12028－009－9206－z. Epub 2009 Mar 5.

［6］ Sweet G，Standiford SB. Methylene-blue-associated encephalopathy. J Am Coll Surg，2007，204(3)：454－458.

［7］ Ramsay RR，Dunford C，Gillman PK. Methylene blue and serotonin toxicity：inhibition of monoamine oxidase A (MAO A) confirms a theoretical prediction. Br J Pharmacol，2007，152(6)：946－951. Epub 2007 Aug 27.

［8］ Gillaman PK. CNS toxicity involving methylene blue：the exemplar for understanding and predicting drug interactions that precipitate serotonin toxicity. J Psychopharmacol，2011，25(3)：429－36. https://doi. org/10.1177/0269881109359098. Epub 2010 Feb 8.

［9］ Ng BK，Cameron AJ. The role of methylene blue in serotonin syndrome：a systematic review. Psychosomatics，2010，51(3)：194－200. https://doi.org/10.1176/appi.psy.51.3.194.

［10］ Grubb KJ，Kennedy JL，Begin JD，et al. The role of methylene blue in serotonin syndrome following cardiac transplantation：a case report and review of the literature. J Thorac Cardiovasc Surg，2012，144(5)：e113－6.https://doi.org/10.1016/j.jtcvs.2012.07.030. Epub 2012 Sep 13.

［11］ Larson KJ，Wittwer ED，Nicholson WT，et al. Myoclonus in patient on fluoxetine after receiving fentanyl and low-dose methylene blue during sentinel lymph node biopsy. J Clin Anesth，2015，27(3)：247－251. https://doi.org/10.1016/j.jclinane.2014.11.002. Epub 2014 Dec 11.

［12］ Smith CJ，Wang D，Sgambelluri A，et al. Serotonin syndrome following methylene blue administration during cardiothoracic surgery. J Pharm Pract，2015，28(2)：207－211. https://doi. org/10.1177/0897190014568389. Epub 2015 Jan 22.

［13］ Top WM, Gillman PK, de Langen CJ, et al. Fatal methylene blue associated serotonin toxicity. Neth J Med, 2014, 72(3): 179 - 181.

［14］ Dumbarton TC, Minor S, Yeung CK, et al. Prolonged methylene blue infusion in refractory septic shock: a case report. Can J Anesth, 2011, 58(4): 401 - 405.

［15］ Jang DH, Donovan S, Nelson LS, et al. Efficacy of methylene blue in an experimental model of calcium channel blocker-induced shock. Ann Emerg Med, 2015, 65(4): 410 - 5. https://doi.org/10.1016/j.annemergmed.2014.09. 015. Epub 2014 Oct 23.

［16］ Juffermans NP, Vervloet MG, Daemen-Gubbels CRG, et al. A dose-finding study of methylene blue to inhibit nitric oxide actions in the hemodynamics of human septic shock. Nitric Oxide, 2010, 22(4): 275 - 280. Elsevier Inc.

［17］ Kirov MY, Evgenov OV, Evgenov NV, et al. Infusion of methylene blue in human septic shock: a pilot, randomized, controlled study. Crit Care Med, 2001, 29(10): 1860 - 1867.

［18］ Paya D, Gray GA, Stoclet JC. Effects of methylene blue on blood pressure and reactivity to norepinephrine in endotoxemic rats. J Cardiovasc Pharmacol, 1993, 21(6): 926.

［19］ Howland MA. Methylene blue. In: Hoffman RS, Howland MA, Lewin N, Nelson LS, Goldfrank LR, editors. Goldfrank's toxicologic emergencies. 10th ed. New York: McGraw-Hill, 2015.

［20］ Kellermeyer RW, Tarlov AR, Brewer GJ, et al. Hemolytic effect of therapeutic drugs. Clinical considerations of the primaquine-type hemolysis. JAMA, 1962, 180: 388 - 394.

［21］ Albert M, Lessin MS, Gilchrist BF. Methylene blue: dangerous dye for neonates. J Pediatr Surg, 2003, 38(8): 1244 - 1245.

［22］ Crooks J. Haemolytic jaundice in a neonate after intra-amniotic injection of methylene blue. Arch Dis Child, 1982, 57(11): 872 - 873.

［23］ McEnerney JK, McEnerney LN. Unfavorable neonatal outcome after intraamniotic injection of methylene blue. Obstet Gynceol, 1983, 61(3 Suppl): 35S - 37S.

案例 15

帕金森病患者的过度治疗

1. 如何用帕金森病(PD)的病理生理学解释治疗的目标?
2. 治疗 PD 的药物有哪些? 其有哪些相关的并发症?
3. 什么是利凡斯的明? 它在 PD 中的作用是什么?
4. 与氨基甲酸酯过量有关的毒性反应是什么?
5. 如何对该患者进行管理?

摘　要：药物氨基甲酸酯如利凡斯的明用于治疗与阿尔茨海默病
和帕金森病(Parkinson disease, PD)相关的痴呆。利凡斯
的明被配制成透皮贴剂,每天可以去除和重新给药。这是
一名有 PD 病史的 76 岁男性患者,他在错误地使用了整
整 40 d 的利凡斯的明贴片后,出现了胆碱能过量的症状和
体征。该案例突出了与药物氨基甲酸酯过量相关的临床表
现以及向老年痴呆患者使用处方透皮贴剂的重大风险。

关键词：胆碱能中毒;氨基甲酸酯;帕金森病;利凡斯的明;解磷定

现病史

一名患有 PD 和高血压的 76 岁男性患者,就诊于急诊室,伴随严重
的颤抖、视力减退、流涎、流泪、弥漫性肌肉疼痛和四肢无力的急性发作。

对患者用药史的回顾显示,他最近服用了利凡斯的明(13.3 mg/24 h
透皮贴片)。在就诊前的前一天晚上,患者睡觉前遵循新处方在身体上贴

上 40 片利凡斯的明贴片。大约 5 h 后，他醒来时出现了先前描述的表现，他的妻子去掉贴片，把他带到急诊室。

既往史	PD；痴呆；高血压；胃食管反流
用药史	利凡斯的明；卡比多巴/左旋多巴；氯沙坦；阿司匹林；萘普生；泮托拉唑
过敏史	不明药物变态反应
个人史	否认吸烟、喝酒或其他滥用药物史

体格检查

血　压	心　率	呼吸频率	体　温	血氧饱和度
175/74 mmHg	62 次/min	18 次/min	37℃	100%（室内空气下）

一般情况：患者躺在床上，处于不舒服的状态。

神经系统：患者保持警觉性并面向人和其他地方；双侧瞳孔等大等圆，大小为 3 mm，对光反射灵敏；上肢和下肢静息震颤明显，运动强度 2/5。

五官：患者流泪和流涎过多。

心血管：心率和节律正常，无杂音。

肺部：双侧肺听诊清晰，双侧呼吸音对称。

腹部：柔软，触诊无压痛，肠鸣音正常。

皮肤：皮肤温暖且灌注良好；无过度干燥或发汗。

急诊室治疗

用肥皂和水彻底清洗患者的皮肤。静脉输液水合并密切监测提供了支持和保守的管理。患者被送进了住院楼。

案例要点

1. 如何用帕金森病（PD）的病理生理学解释治疗的目标？

PD 是一种以黑质多巴胺能神经元破坏为特征的神经退行性疾病。通过胆碱能传入调节的复杂多巴胺（dopamine，DA）途径，黑质调节基底节的神经元传递。这一重要的脑结构的损伤导致了 4 种主要的帕金森运动效应：运动迟缓、静息性震颤、肌肉僵硬和姿势平衡受损。这些异常会导致步态紊乱，并导致频繁跌倒。在较小程度上，PD 涉及其他脑结构，包括脑干、海马体和新皮质，这些结构导致疾病的非运动特征（如睡眠障碍、抑郁、记忆障碍）。因此，医学治疗 PD 的目标是减缓运动和认知效应的进展[1]。

2. 治疗 PD 的药物有哪些？其有哪些相关的并发症？

治疗 PD 运动效应的药物主要有两大类。大多数药物可增强多巴胺能功能和改善运动功能，而少数药物有可阻断乙酰胆碱（acetylcholine，Ach）以增强认知功能的作用。

多巴胺前体和多巴胺激动药

多巴胺前体如左旋多巴（levodopa，l-dopa）可与 L-氨基酸脱羧酶抑制药卡比多巴结合，以防止这种酶的外周代谢，从而增加中枢神经系统（central nervous system，CNS）中 DA 脱羧酶代谢后 DA 的脑浓度[1]。多巴胺受体激动药，包括溴隐亭、罗平尼咯和普拉克索，不依赖对 DA 的内源性转化，并且作用持续时间明显更长，从而限制了一些服用左旋多巴的 PD 患者常见的运动功能的剂量相关波动[1]。由于这些原因，DA 激动药经常取代左旋多巴作为初始治疗，尤其是在年轻患者中。儿茶酚-O-甲基转移酶抑制药（托卡朋，恩他卡朋）可防止 DA 的外周分解，使较高的部分到达 CNS。在不良反应方面，所有多巴胺能药物都可引起恶心、幻觉、精神错乱和直立性低血压。

抗胆碱药

虽然抗胆碱能药物改善 PD 的确切机制尚不完全明确，但甚至在发现 l-dopa 之前就已开始使用诸如三己基苯、甲磺酸苯扎托品和盐酸苯海拉明等药物，并一直沿用至今[1]。不良反应是药物抗毒蕈碱（抗胆碱能）性质的作用，可能包括瞳孔散大、视力减退、皮肤干燥、心动过速、高温、便秘、尿潴留以及精神状态改变。

金刚烷胺

除抗胆碱药外，金刚烷胺还用于治疗 PD。这种抗病毒药改变大脑中 DA 的释放，产生抗胆碱作用，并阻断 N-甲基-D-天冬氨酸谷氨酸受体[1]。常见的药物不良反应包括抗胆碱能症状以及恶心、呕吐、头晕、嗜睡和睡眠障碍，所有这些症状通常是轻微以及可逆的。

3. 什么是利凡斯的明？它在 PD 中的作用是什么？

利凡斯的明是一种氨基甲酸酯型胆碱酯酶抑制药（cholinesterase inhibitor，CEI），用于治疗与 PD 和阿尔茨海默病相关的轻中度痴呆症[2]。他克林是一种非氨基甲酸酯 CEI，也被用于此用途。两种药物都能增加相关脑区的 ACh 浓度，促进新记忆的形成。

胆碱酯酶抑制药在机制上类似于杀虫氨基甲酸酯（例如涕灭威）和有机磷酸盐（organophosphates，Ops）（例如马拉硫磷）。它们通过乙酰胆碱酯酶（acetylcholinesterase，AChE）抑制不同胆碱能突触中 AChE 的代谢，增加突触内 AChE 浓度。其他的 AChEs 包括毒扁豆碱，一种在急诊室常用来治疗抗胆碱毒性的氨基甲酸酯。毒扁豆碱提高 ACh 的局部突触浓度，与苯海拉明或阿托品等药物竞争毒蕈碱 ACh 受体。其他 CEI（如新斯的明、吡啶斯的明、依酚氯铵）用于提高重症肌无力患者的突触内 ACh 浓度和克服对神经肌肉连接处烟碱 ACh 受体的抗体阻断。

利凡斯的明是一种新型的透皮贴剂，有 3 种不同的每天剂量可供选择，并按月供应贴剂。这是第一种可用于阿尔茨海默病的贴片配方药物[3]。由于给患有认知障碍的患者使用不常见的药物制剂时可能出现错误，因此必须特别注意对患者和照顾者进行适当的教育，使他们了解适当的用药和停药的方法，以及过量用药的迹象和症状。根据包装插入，每 24 h 应用一张贴片并更换一次，以清洁、干燥、无毛、完整的健康皮肤[4]。推荐使用的部位包括上背部或下背部、上臂或胸部；14 d 内不得重复使用。

4. 与氨基甲酸酯过量有关的毒性反应是什么？

无论是杀虫剂还是药物，过量使用氨基甲酸酯都可能导致胆碱能毒理学综合征。其作用可通过自主神经分裂、胆碱能受体和相关器官系统来分类，而且在不同患者之间也有一定的差异。在自主神经系统的副交感神经分裂中，神经节前烟碱受体和神经节后毒蕈碱受体的激动作用可产生流涎、流泪、排尿、排便、胃肠不适和呕吐等作用。也可导致瞳孔缩小、心动过缓、支气管收缩和支气管漏。在交感神经分裂中，节前烟碱受体的激动作用可造成儿茶酚胺释放，从而导致高血压、心动过速和瞳孔散大。刺激神经肌肉连接处的烟碱受体会产生筋膜痉挛和肌肉无力,进而导致瘫痪。中枢神经系统中受体的刺激可能导致精神状态改变、癫痫和/或昏迷。

氨基甲酸酯中毒在很大程度上表现类似为胆碱能中毒。

OP 中毒有一个重要的区别:OP 和都通过结合和抑制 AChE 起作用;然而,氨基甲酸酯 AChE 键发生自发水解从而重新激活酶。因此,氨基甲酸酯中毒的临床效应虽然可能很严重,但具有自限性,通常持续 24 h 或更短[5]。

5. 如何对该患者进行管理?

一般药物治疗氨基甲酸酯中毒患者的方法与 OP 中毒患者相似。皮肤接触,就像这个患者一样,应该迅速进行皮肤去污以尽量减少持续接触。去除贴片是必要的,但不足以阻止持续吸收,因为药物累积通常在皮肤组织形成。当出现严重或危及生命的毒蕈碱效应(如支气管漏、支气管痉挛、癫痫)时,应使用抗毒蕈碱药物,如阿托品。存在多种阿托品给药方案;静脉注射初始剂量 1~3 mg,每 5 min 增加一次剂量,直到逆转支气管漏和支气管痉挛[5]。随后,以每小时总负荷剂量的 10%至 20%的速率开始阿托品输注(最大 2 mg/h)。

解磷定(Pralidoxime, 2 - PAM)和其他肟类化合物促进氨基甲酸酯抑制的 AChE 的激活,对烟碱和毒蕈碱突触都有作用。再激活导致突触内 ACh 代谢增强,降低临床胆碱能效应。由于阿托品只对毒蕈碱受体有效,因此在这种情况下(见下文),使用了一些肟类化合物来逆转神经肌肉无力。

虽然早期服用 2 - PAM 是在严重的 OP 中毒背景下进行的(由于 AChE 的不可逆抑制),但其在氨基甲酸酯中毒中的应用是有争议的。对氨基甲酸酯中毒的早期动物研究表明,用肟类药物治疗会使结果恶化;然而,最近的研究并未证明这一点[6,7]。因此,尽管 2 - PAM 可能有利于治疗临床上严重的氨基甲酸酯中毒(这可能是可延长和严重的),但这些益处应与潜在的风险进行权衡。

案例结论

症状出现 12 h 后,患者继续表现出四肢无力,同时没有任何改善。

向毒物控制中心咨询,并建议在 30 min 内静脉滴注解磷定 1 g。此后不久,患者上下肢的运动强度从 2/5 提高到 3/5。没有发现并发症,患者的虚弱和震颤得到继续的缓解。他在医院第 6 天被转移到一个有经验的护理机构。

特殊专业指导

内科学/家庭医学

- 给患者开贴片药时,确保患者或陪护者对贴片的管理和移除有充分的了解。
- 给患者开医嘱氨基甲酸酯时,应告知患者滥用药物可能产生的胆碱能效应。
- 对于因与药物有关的主诉而入院的患者,务必咨询医学毒理学家。

急诊医学

- 牢记胆碱能中毒:
  - 毒蕈碱检查结果:
    - 流涎
    - 流泪
    - 排尿
    - 排便
    - 消化道不适
    - 呕吐
    - 心动过缓
    - 支气管狭窄
    - 瞳孔缩小
  - 烟碱检查结果
    - 肌肉无力
    - 筋膜挛缩
    - 瞳孔散大
    - 突眼
- 对来自氨基甲酸酯的胆碱能中毒患者的治疗包括:

—早期识别

—皮肤和/或衣物去污

—小心处理以避免医疗人员二次污染

—积极的支持治疗

—阿托品：

　　初始剂量：静脉注射 1～3 mg。

　　双倍剂量：q 5 min，直到逆转支气管漏和支气管痉挛。

　　维持剂量：每小时 10％～20％的总负荷剂量，最大 2 mg/h。

　　阿托品给药适应证包括：

　　心动过缓

　　支气管漏

　　支气管收缩

毒理学

- 对于因药物氨基甲酸酯引起的严重胆碱能中毒并表现出显著烟碱效应的患者，应考虑应用：

　　—解磷定：

　　初始剂量：100 ml 0.9％氯化钠注射液中 1～2 g 静脉滴注，15～30 min 内。

　　重复剂量：如果症状严重或复发，可在 3h 重复初始剂量。

参考文献

［1］ Standaert DG, Roberson ED. Treatment of central nervous system degenerative disorders. In: Brunton LL, Chabner BA, Knollmann BC, editors. Goodman & Gil-man's the pharmacologic basis of therapeutics. 12th ed. New York: McGraw-Hill, 2011: 609 - 628.

［2］ Rösler M, Anand R, Cicin-Sain A, et al. Efficacy and safety of rivastigmine in patients with Alzheimer's disease: international randomised controlled trial. BMJ, 1999, 318(7184): 633 - 638.

［3］ Kurz A, Farlow M, Lefevre G. Pharmacokinetics of a novel transdermal rivastigmine patch for the treatment of Alzheimer's disease: a review. Int J Clin Pract, 2009, 63(5): 799 - 805.

［4］ Exelon™ Patch [package insert]. East Hanover. NJ: Novartis Pharmaceuticals

Corporation，2013.

［5］ Eddleston M，Clark RF. Insecticides：organic phosphorus compounds and carbamates. In：Nelson LS，Lewis NA，Howland MA，Hoffman RS，Goldfrank LR，Flomenbaum NE，editors. Goldfrank's toxicologic emergencies. 9th ed. New York：McGraw-Hill，2011：1450 - 1466.

［6］ Mercurio-Zappala M，Hack JB，Salvador A，et al. Pralidoxime in carbaryl poisoning：an animal model. Hum Exp Toxicol，2007，26(2)：125 - 129.

［7］ Natoff IL，Reiff B. Effect of oximes on the acute toxicity of anticholinesterase carbamates. Toxicol Appl Pharmacol，1973，25(4)：569 - 575.

案例 16

蛇 咬 伤

1. 美国的哪些蛇是有毒的？

2. 响尾蛇咬伤的最佳现场处理是什么？

3. 响尾蛇咬伤的潜在影响是什么？

4. 什么是干咬？

5. 所有响尾蛇咬伤都应该进行哪些实验室检查？

6. 服用 AV 的适应证是什么？

7. 与 AV 相关的直接风险是什么？

8. 预防性抗生素是否适用于响尾蛇咬伤？

9. AV 的作用是什么？

10. AV 成功治疗后会出现什么延迟效应？

11. 响尾蛇咬伤后是否需要输血？

摘 要： 蝮蛇（响尾蛇亚科，包括响尾蛇、铜斑蛇和棉口蛇）咬伤在美国占绝大多数。这些物种的毒液导致组织坏死、水肿和凝血障碍。也会发生包括过敏反应在内的全身反应，但比较少见。我们报道一名 52 岁男性的手被响尾蛇咬伤的案例。这个案例强调响尾蛇咬伤后的临床反应。记录了适当的治疗内容，包括院前护理、实验室检查、抗蛇毒给药的适应证、安全出院的标准和必要的随访。

关键词： 毒液螫入；抗蛇毒血清（AV）；蛇咬伤；响尾蛇；响尾蛇亚科；响尾蛇属

现病史

一名 52 岁的男性在花园里工作时,被响尾蛇咬到了自己的左手小指,随后去急诊室救治。自中毒以来,他一直抱怨左手疼痛。他否认体内有寄生虫以及麻木。他没有胸痛、心悸、呼吸困难、喘息、腹痛、恶心、呕吐、腹泻或金属味。

既往史	胰岛素依赖型糖尿病;原发性高血压
用药史	诺和锐,30 U,注射用,1 次/d;二甲双胍,500 mg,口服,2 次/d;赖诺普利,20 mg,口服,1 次/d
过敏史	不明药物变态反应
家族史	无相关病史
个人史	否认吸烟、喝酒或其他滥用药物史

体格检查

血 压	心 率	呼吸频率	体 温	血氧饱和度
146/84 mmHg	81 次/min	18 次/min	37℃	97% (室内空气下)

一般情况:中年男子,无急症。

头、眼、耳、鼻与喉:头部正常,无创伤和黏膜湿润;瞳孔等大等圆,对光有反应。

心血管:正常的频率和节律,无杂音。

肺部:双侧肺呼吸音清晰。

腹部:柔软,触诊无压痛,肠鸣音正常。

四肢:左腋下压痛+,左上肢柔软。

神经系统:轻触左小指感觉疼痛,左小指的运动范围受到肿胀和疼痛的限制。

皮肤(左上肢):左小指近端背侧有单个穿刺伤口,有渗出但无脓性排出;手的背部尺侧和前臂近端有轻度的温热和红斑;手的背侧尺骨水肿延伸至前臂 3+。

脉冲：相等的径向脉冲 2+，左侧小指远端毛细管再充盈<2 s。

实验室检查

白细胞	血红蛋白	血细胞比容	血小板
12×10^9/L	140 g/L	42%	259×10^9/L

钠	钾	氯	二氧化碳结合力
144 mmol/L	3.5 mmol/L	106 mmol/L	20 mmol/L

血尿素氮	肌酐	葡萄糖
8.19 mmol/L	132.6 mmol/L	6.11 mmol/L

PT：10.1 s（参考范围：11.8～14.7 s）

纤维蛋白原：269 mg/dl（参考范围：200～400 mg/dl）

初步治疗

在急诊室，患者被放在一个长臂的掌侧夹板上，他的四肢用一个连在静脉输液杆上的弹力织物完全伸展。他被注射了 75 μg 芬太尼，破伤风增强疫苗和 4 小瓶 Fab 抗毒素。

入院病程

患者被转移到一个区域毒理学中心。到达后，他抱怨手和前臂进行性疼痛和肿胀。重复实验显示血小板 276×10^9/L、PT 15 s 和纤维蛋白原 128 mg/dL。为了应对进行性肿胀和实验室异常，他又被给予另外两小瓶抗蛇毒药物。

每隔 2 h 对他的手、前臂和近侧臂进行一系列圆周测量，未发现进一步肿胀。在给予额外的 AV 剂量 1 h 后重复实验室检查，发现血小板稳定在 273×10^9/L，凝血酶原在 15 s 时保持不变，纤维蛋白原有所改善但仍较低于 147 mg/dl。两瓶抗蛇毒药物用于持续性凝血障碍和去纤维化。在 AV 治疗后 2 h 重复实验室检查，分别在 13 s 和 216 mg/dl 时显示出凝血酶原和纤维蛋白原恢复正常。

在给予最后一次 AV 剂量后观察患者 18 h。他的肿胀没有进一步发展，实验室检查值仍在正常范围内。他口服羟考酮/对乙酰氨基酚后出院回家，并进行随访，以便在中毒后 3 d 和 7 d 进行重复实验室抽检。

案例要点

1. 美国的哪些蛇是有毒的？

蝮蛇（响尾蛇亚科）占美国毒蛇的绝大多数。除缅因州、阿拉斯加州和夏威夷外，所有州都有毒蛇，毒蛇最常见于温暖的月份。蝮蛇（响尾蛇、铜斑蛇、棉口蛇）毒液会导致局部组织损伤和血液毒性，包括纤维蛋白降解、血小板破坏和聚集。

美国也有来自眼镜蛇科的珊瑚蛇。眼镜蛇毒具有神经毒性，无局部组织作用，可引起感觉异常、无力和呼吸肌麻痹[1]。在美国，有毒的珊瑚蛇可以通过近似的红黄色带与无毒蛇区分开来，红黄色带经常用"红与黄，杀人"来记忆。

2. 响尾蛇咬伤的最佳现场处理是什么？

在院前急救中，保持患肢完全伸展时的固定和抬高是院前重要的干预措施[2]。毒液积聚在弯曲的四肢（如肘部的褶皱）可能会增加局部软组织损伤和气泡形成的风险。另外，肢体的抬高和伸展会促进淋巴引流毒液，并可能降低这种风险。患者可能需要静脉液体复苏。过敏反应虽然很少见，但如果有，应该加以识别和治疗。

3. 响尾蛇咬伤的潜在影响是什么？

响尾蛇毒液含有多种化合物，包括金属蛋白酶、透明质酸酶和组胺样因子，它们可引起软组织坏死、炎症、液体第三间隔、血小板减少和去纤溶凝血病。极少数情况下，可能会发生临床意义重大和危及生命的出血。低血压、休克、气道水肿、免疫性和非免疫性过敏反应也可能很少发生[1]。

4. 什么是干咬？

干咬是不会导致毒液分泌的咬伤。可以看到穿刺伤口，但不会出现肿胀、红斑、明显的疼痛和出血。在响尾蛇中，大约 25% 会发生干咬伤。

在没有连续观察的情况下，干咬伤可能很难与真正的毒液区分开来[2]。

5. 所有响尾蛇咬伤都应该进行哪些实验室检查？

应在所有响尾蛇咬伤后获得完整的血细胞计数、凝血酶原时间（prothrombin time，PT）和纤维蛋白原值[2]。电解质、肾功能和肌酐激酶检测可能对特定的患者有用。

6. 服用 AV 的适应证是什么？

进行性水肿（通常定义为从咬伤部位延伸到一条主要关节线上的肿胀）、凝血异常（低纤维蛋白原、低血小板或高凝血酶）都是 AV 治疗的适应证。全身中毒症状包括低血压、恶心、呕吐和血管性水肿也是 AV 治疗的适应证。每一剂量的 AV 应在 1 h 内用完。在出现诸如出血或休克等危及生命的反应的情况下，可采用更快速的输注方法[3]。

7. 与 AV 相关的直接风险是什么？

AV 引起的过敏反应很少发生，1.4% 的案例报道有严重的急性过敏反应。目前，市面上可买到的抗蛇毒素是一种羊源性 Fab 制剂，其免疫原性低于先前的全 IgG 制剂。抗蛇毒（或蛇毒）引起的过敏反应应采用肾上腺素、抗组胺药和皮质类固醇标准治疗。对木瓜或绵羊过敏是抗蛇毒药物的相对禁忌证[4]。

8. 预防性抗生素是否适用于响尾蛇咬伤？

不适用。淋巴条纹和局部组织损伤可能被误认为是蜂窝织炎。然而，大约 3% 的案例报道响尾蛇引起的感染极为罕见。其很少需要抗生素，并且没有指出需要预防性使用抗生素[5]。

9. AV 的作用是什么？

AV 可以阻止继发性组织损伤，逆转血液学异常，并减少全身毒液的影响。已经证明 AV 给药可降低肌肉室压力[6]。然而，AV 不能逆转在中毒后几乎立即发生的局部组织损伤[7,8]。

10. AV 成功治疗后会出现什么延迟效应？

抗蛇毒 Fab 的半衰期小于响尾蛇的半衰期。由于这种差异，据报道，多达 32% 的患者出现凝血障碍和血小板减少症的延迟复发[9]。使用 AV 治疗的患者应在最后一次使用 AV 后 2~3 d 和 5~7 d 进行随访，以评估复发情况。迟发性血清病很少发生，其通常对抗组胺药和皮质类固醇的治疗反应良好[4]。

11. 响尾蛇咬伤后是否需要输血？

通常，血液制品对治疗响尾蛇的中毒没有帮助。几乎所有患者使用 AV 治疗可改善凝血功能障碍和血小板减少。对于临床上非常罕见的具有明显出血和随后贫血的患者，当适当的 AV 治疗结合良好的支持治疗时，可以需要输血[2,3]。

特殊专业指导

内科学/家庭医学

- 在三个位置对肢体进行一系列的圆周测量：靠近咬伤位置和靠近肢体的一个和两个关节。例如，在评估手指咬伤中毒时，测量手（不包括拇指）、前臂和肱骨周围的周长。标记测量带的准确位置有助于一致性，同样，利用同一提供者获取测量值也是如此。专家认为，这种方法比标记肿胀前沿更可靠和可重复。
- 在完成每一剂量的 AV 治疗后 1 h 重复实验室检查。如上文所述，每隔 2 h 监测一次肿胀情况。对于远端肿胀加剧或持续或新出现的血小板减少、PT 升高或低纤维蛋白原血症，应给予重复剂量的 AV。事实上，大约一半的中毒者需要额外的剂量。随着四肢的抬高，估计测量的近端面积可能略有增加。
- 静脉注射类阿片可转变为耐受的长效口服制剂。经常需要短期口服类阿片类药物。
- 如果实验室数据在最后一次 AV 剂量后 18~24 h 检查稳定，患者就可以出院回家。
- 任何接受 AV 治疗的患者需要在最后一次服用抗蛇毒药物后 2~3 d 和 5~7 d 进行随访，以评估复发情况。

院前救治

- 首先注意患肢的固定和抬高。

- 对过敏反应的迹象保持警惕,包括弥漫性红斑、水肿、呼吸急促、喘息,恶心、呕吐和腹泻。

- 患者可能因为室外活动脱水或组织间隙问题导致血管内容量减少而需要进行液体复苏。

急诊医学

- 固定并抬高患肢体。对于上肢中毒,长臂掌侧夹板有助于帮助固定肘部和腕部。将夹板臂悬挂在静脉输液架上是一种很容易达到足够高度和伸展的简便方法。

- 适当时注射破伤风抗毒素。

- 需要时给予静脉注射阿片类镇痛药。芬太尼是急性情况下首选的起始药,因为它的使用会释放最少的组胺。通常避免使用 NSAID,因为这些患者出血和血小板功能障碍的风险可能增加。

- 包括在体检中评估远端脉脉、近端(腋窝或腹股沟)淋巴结压痛,以及四肢神经和皮肤。

- 评估过敏反应或全身中毒效应的证据。

- 除实验室检查之外,还应获得 CBC、PT 和纤维蛋白原的数值。

- 如果需要(见上文),通常使用 4～6 瓶 AV 作为儿童和成人的初始剂量。虽然罕见,但应在注射 AV 期间监测患者的过敏反应。

- 由于过敏反应的风险和频繁评估的需要,处置应在检测环境中进行,如重症监护室。

- 应至少观察疑似上肢干咬伤 8 h。

- 下肢和儿科蛇咬伤可能会延迟出现。通常建议延长观察期。

- 在出现疑似"干"咬或任何儿科蛇咬伤之前,应寻求医学毒理学咨询。

重症医学

- 感染响尾蛇毒液的患者可能会病情严重。毒物中心数据显示每 736 次蛇咬伤中有 1 人死亡。危及生命的事件可能包括低血压、出血和气道水肿。

- 以前接触过响尾蛇毒液的人在随后的咬伤中可能会发生真正的过敏反应。
- 专家认为头部和颈部的咬伤是气道水肿的高风险事件，从业人员预防性插管的门槛应该很低。
- 临床意义重大、危及生命的出血很少发生，其可能包括颅内出血或胃肠道出血。出血时，除血液制品外，还应使用抗蛇毒血清治疗。
- 毒液可导致严重肿胀和肌坏死，其可能被误认为是室间隔综合征。响尾蛇咬伤后室间隔综合征非常罕见。在大多数情况下，尖牙只会穿透皮下组织，而不会穿透更深的肌肉间隔。
- 在这些案例中，AV 是首选治疗方法，很少需要手术干预。然而，患者确实经常在咬伤部位出现出血，这些出血可能是为了缓解症状而打开的。

参考文献

[1] Gold BS, Dart RC, Barish RA. Bites of venomous snakes. N Engl J Med, 2002, 347(5): 347 - 356.

[2] Lavonas EJ, Ruha AM, Banner W, et al. Unified treatment algorithm for the management of crotaline snakebite in the United States: results of an evidence-informed consensus workshop. BMC Emerg Med, 2011a, 11: 2.

[3] Lavonas EJ, Kokko J, Schaeffer TH, et al. Short-term outcomes after Fab antivenom therapy for severe crotaline snakebite. Ann Emerg Med, 2011b, 57(2): 128 - 137.

[4] Cannon R, Ruha AM, Kashani J. Acute hypersensitivity reactions associated with administration of crotalidae polyvalent immune Fab antivenom. Ann Emerg Med, 2008, 51: 407 - 411.

[5] LoVecchio F, Klemens J, Welch S, et al. Antibiotics after rattlesnake envenomation. J Emerg Med, 2002, 23(4): 327 - 328.

[6] Gold BS, Barish RA, Dart RC, et al. Resolution of compartment syndrome after rattlesnake envenomation using non-invasive measures. J Emerg Med, 2003, 24(3): 285 - 288.

[7] Gutierrez JM, Leon G, Rojas G, et al. Neutralization of local tissue damage induced by Bothrops asper (terciopelo) snake venom. Toxicon, 1998, 36(11): 1529 - 1538.

[8] Homma M, Tu AT. Antivenin for the treatment of local tissue damage due to envenomation by Southeast Asian snakes. Am J Trop Med Hyg, 1970, 19(5): 880 - 884.

［9］　Ruha AM，Curry SC，Albrecht C，et al. Late hematologic toxicity following treatment of rattlesnake envenomation with crotalidae polyvalent immune Fab antivenom. Toxicon，2011，57：53－59.

超快速阿片类药物戒毒

1. 该患者精神状态改变和肺水肿的鉴别诊断是什么?
2. 什么是超快速阿片类药物戒毒? 它是如何进行的?
3. UROD 和 ROD 的不良反应是什么?
4. 纳洛酮和纳曲酮的区别是什么?
5. 有哪些其他药物、补充剂或草药产品被用作或报道为阿片类药物成瘾或戒断症状的治疗方法?
6. 为什么有人在麻醉时会暴露于一氧化碳?
7. 什么是海绵状白质脑病?
8. 什么是伊波加因?

摘 要: 一名 30 岁男性在接受超快速阿片类药物戒毒治疗后被送往急诊室。术后 8 h 他醒了,但不能说话。在这种情况下,回顾了超快速阿片类药物戒毒相关的过程及可能出现的并发症,并对患者症状的潜在原因(包括一氧化碳中毒、伊波加因暴露和海绵状白质脑病)进行了综述。

关键词: 阿片类药物;超快速阿片类药物戒毒;一氧化碳中毒;海绵状白质脑病;伊波加因

现病史

一名 30 岁的男性被带到当地的戒毒所,在那里他接受了超快速阿片类药物戒毒(ulta-rapid detoxification，UROD)治疗，随后被送到急诊室进行精神状态改变的评估。本手术无并发症，术后拔管无问题。拔管后，他处于清醒状态，但没有自主运动，在转移到医院之前 8 h 不能说话。在UROD 过程中，患者接受丙泊酚、咪达唑仑、西沙曲库铵、异氟醚和纳洛酮(总共 80 mg)。手术后，他口服纳曲酮(100 mg)。

既往史	无
用药史	无
过敏史	不明药物变态反应
个人史	阿片类药物滥用。他的用药方法未知，但据一位朋友的报告，他使用了羟考酮(900 mg/周)和氢可待因/对乙酰氨基酚表(100 mg/周)。

体格检查

血　压	心　率	呼吸频率	体　温	血氧饱和度
116/65 mmHg	70～85 次/min	42～45 次/min	38℃	95% (高流量吸氧下)

一般情况：患者躺在担架上，没有自发活动。

头、眼、耳、鼻与喉：瞳孔大小为 4 mm，瞳孔反射灵敏。口咽正常。

心：心率正常，无杂音、奔马律或摩擦音。

肺：两侧肺野出现粗糙的呼吸音。

腹部：柔软，无压痛，无扩张，肠鸣音活跃。

神经系统：患者处于觉醒状态，呼唤其名字时会看医师。肌肉张力正常，将从隐痛恢复正常。无阵挛和轻度反射亢进。几乎没有自发的动作。

皮肤：干净，无擦伤、瘀斑或静脉注射药物迹象。

实验室检查

白细胞	血红蛋白	血小板
16.9×10⁹/L	160 g/L	254×10⁹/L

（续表）

钠	钾	氯	二氧化碳结合力
142 mmol/L	3.4 mmol/L	101 mmol/L	26 mmol/L

血尿素氮	肌 酐	葡萄糖
4.27 mmol/L	53.04 μmol/L	9.61 mmol/L

钙：2.32 mmol/L

镁：0.95 mmol/L

肌钙蛋白：阴性

静脉血气分析：pH：7.5；二氧化碳分压：34.7；氧分压：33；$NaHCO_3$：27.3 mmol/L，血氧饱和度：21％

乳酸：3.1 mmol/L

肝功能测试（谷草转氨酶、谷丙转氨酶、AP、T 胆汁、白蛋白）：正常

尿液分析：阴性

D-二聚体：353（正常＜200）

一氧化碳：1％

辅助检查

CXR：肺充血，未发现浸润/胸腔积液。

头部 CT 无增强：正常

入院病程

患者被送入内科重症监护室，随后他出现越来越严重的呼吸窘迫和肺水肿。医师对其进行气管插管，脑部 MRI 检查正常。PECT 血管造影呈阴性，脑电图显示无癫痫发作。

案例要点

1. 该患者精神状态改变和肺水肿的鉴别诊断是什么？

- 麻醉引起的一氧化碳中毒
- UROD 药物治疗效果

- 心内膜炎
- 海绵状白质脑病
- 肺栓塞
- 部分复杂癫痫状态
- UROD 引起的突发性肺水肿
- 在 UROD 之前尝试自我戒毒的不良反应
- 伊波加因中毒

2. 什么是超快速阿片类药物戒毒？它是如何进行的？

- 超快速类阿片戒毒（UROD）或麻醉辅助快速阿片类药物戒毒（AAROD）和快速阿片类药物戒毒（ROD）是为海洛因和阿片类药物依赖患者提供的快速戒毒方法。目前还没有统一的治疗方案，目前的治疗目的是通过麻醉或镇静药将戒断症状降到最低。此过程的一般原则包括使用 α‑2 激动药、麻醉药或镇静药以及阿片类拮抗药。使大剂量阿片类拮抗药已被使用。

ROD	UROD
镇静	全麻
纳洛酮	纳洛酮
纳曲酮	纳曲酮
持续时间 6～72 h	持续时间＜6 h（通常为 4～5 h）

- 偶尔，患者会使用可乐定或皮下放置纳曲酮片出院。
- 由于担心这些过程的安全性，UROD 和 ROD 没有得到任何专业机构的支持，而且 UROD 或 ROD 的益处也没有得到证实。与使用可乐定或丁丙诺啡的住院患者相比，接受 UROD/ROD 的患者的不良反应更大。此外，海洛因使用 6 个月后复发率无显著性差异[1-3]。

3. UROD 和 ROD 的不良反应是什么？

- 完成该过程后，报道了轻微的剩余戒断效应，包括焦虑、不安和打哈欠[4]。
- 如本例所示，UROD 后可出现大量肺水肿。有多例与 UROD 相关的肺水肿报道[5]。文献中尚不清楚这是否是纳洛酮或阿片类药物的直接作用,因为也有报道称纳洛酮常规用于逆转阿片类药物中毒和阿片类药物中毒[6-12]。

- 恶心、呕吐和腹泻[5]。
- 低钾血症[5]。
- 脑水肿[5]。
- 手术时心搏骤停[5]。
- 复发和使用 UROD/ROD 时意外过量[13]。

4. 纳洛酮和纳曲酮的区别是什么?

- 纳洛酮通常用于逆转阿片类药物中毒,而纳曲酮则用于在阿片类药物不在患者体内时维持戒断。
- 纳洛酮的口服生物利用度较差,但可口服治疗阿片类药物相关的便秘。为了治疗阿片类药物中毒,通常静脉内、肌内注射或鼻内给予纳洛酮。
- 口服纳曲酮可被迅速吸收,且作用时间长(半衰期约 72 h)[14]。也可以以持续释放肌内形式进行每月给药。
- 纳曲酮也用于治疗酒精中毒[15]。

5. 有哪些其他药物、补充剂或草药产品被用作或报道为阿片类药物成瘾或戒断症状的治疗方法?

虽然许多药物、补充剂和草药产品已被用于治疗阿片类药物成瘾和戒断症状,但并非所有药物都是有效的,而且许多尚未正式评估该过程。

- 主要用作治疗阿片类药物成瘾的药物:
   —美沙酮
   —丁丙诺啡(可作为片剂、透皮贴剂、肌内注射剂型、舌下胶片)
   —缓释吗啡
   —双氢可待因
   —曲马朵
   —纳曲酮(可作为片剂和肌内注射用)
   —克腊托姆(丝裂草属)
- 主要用于治疗戒断症状的药物:

—可乐定

—苯氧基酯/阿托品

—镇吐药

—苯海拉明

—对乙酰氨基酚、布洛芬，或与苯海拉明联合用于帮助夜间睡眠的药物

—烟酰胺

—克腊托姆（丝裂草属）

6. 为什么有人在麻醉时会暴露于一氧化碳？

- 以往曾有关于麻醉患者出现一氧化碳中毒的案例报道。这些患者通常在周一或周二在闲置时间超过 24 h 的手术室进行手术[16-18]。

- 暴露的机制是麻醉气体与二氧化碳吸收剂颗粒之间的相互作用，从而导致一氧化碳产生[18,19]。

- 麻醉装置中的协同生产由四个主要因素决定：麻醉回路中的二氧化碳颗粒类型、房间温度、所用麻醉类型以及颗粒的"干燥度"[20]。

7. 什么是海绵状白质脑病？

- 海绵状白质脑病是一种进行性神经系统疾病[21,22]。

- 它涉及白质的弥漫性海绵状脱髓鞘，也称为空泡性髓鞘病，这与通过"追逐龙"吸入海洛因烟雾有关（吸入的海洛因粉末在一块金属箔上加热时产生的烟雾）。

- 相关症状包括共济失调、构音困难、缄默症、肌肉痉挛、代谢失调、反射亢进[23-26]。

8. 什么是伊波加因？

- 一种在非洲灌木中发现的致幻生物碱。

- 它已用于阿片类药物的戒毒/缓解戒断症状，虽然未获批准[27]。

- 使用伊波加因后出现严重的不良反应，如 QT 间期延长、多形性室性心动过速和死亡，但不知道这是否真的是伊波加因的直接影响或伊波加因与潜在并发症的共同的结果[28,29]。

案例结论

　　在这种情况下，患者接受了超快速阿片类药物戒毒并出现肺水肿。不建议或批准 UROD 用于阿片类药物解毒，但许多人都将这种治疗作为阿片类药物脱毒的替代品。该患者出现肺水肿，这是阿片类药物快速逆转的并发症，纳洛酮给药也是如此。此时需要插管支持治疗，但患者表现良好，拔管，并在第 2 天出院回家。

特殊专业指导

内科/家庭医学

- 由于安全问题，任何专业组织都不支持 ROD/UROD。
- 医疗保险不包括与 ROD/UROD 相关的费用。
- 如果患者正在寻求戒毒方案或正在努力治疗阿片类药物/阿片类药物成瘾，则应与患者就更安全的戒毒方案进行坦诚地讨论。

急诊医学

- 对于所有接受 ROD/UROD 治疗的患者，从执行该过程的麻醉师那里获得尽可能多的信息是必要的。此外，在 ROD/UROD 期间获取药物清单和注意到的有关任何并发症的信息非常重要。
- 随行的朋友/家人提供的信息也非常有用。
- 考虑对所有在 ROD/UROD 后出现的患者进行广泛的鉴别诊断，包括感染性病因诊断。
- 对于出现此类手术并发症的患者，需要禁止使用任何植入的阿片类拮抗药。
- 呼吸窘迫可能是潜在肺水肿的早期征兆，应通过持续正压通气或气管插管加以处理。
- 咨询您所在地区的毒物控制中心或医学毒理学服务机构，以指导患者治疗和处理其他诊断时。

毒理学

- 对于所有接受 ROD/UROD 治疗的患者，从执行该过程的麻醉师那里获得尽可能多的信息是必要的。此外，在 ROD/UROD 期间获取药物清单和注意到的有关任何并发症的信息非常重要。

- 随行的朋友/家人提供的信息也非常有用。
- 考虑对所有 ROD/UROD 后出现的患者进行广泛的鉴别诊断，包括感染性病因诊断。
- 对于出现此类手术并发症的患者，需要禁止使用任何植入的阿片类拮抗药。
- 呼吸窘迫可能是潜在肺水肿的早期征兆，应通过持续正压通气或气管插管加以处理。
- 应考虑共同接触其他潜在的阿片类药物戒毒药物/补充剂。

参考文献

［1］ American Society of Addiction Medicine. Public policy state on rapid and ultra-rapid opioid detoxification. 2005. Available via American Society of Addiction Medicine：http://www. asam. org/advocacy/find-a-policy-statement/view-policy-statement/public-policy- statements/2011/12/15/rapid-and-ultra-rapid-opioid-detoxification. Accessed 18 Jan 2015.

［2］ Karan L，Martin J. Anesthesia-assisted rapid opioid detoxification. Available via：California Society of Addiction Medicine. 2011. http://www.csam-asam. org/anesthesia-assisted-rapidopioid-detoxification. Accessed 14 Jan 2015.

［3］ World Health Organization. Guidelines for the psychosocially assisted pharmacological treatment of opioid dependence. Geneva，Switzerland. 2009. http://apps.who.int/iris/handle/10665/43948. Accessed 22 Feb 2016.

［4］ Safari F，Mottaghi K，Malek S，et al. Effect of ultra-rapid opiate detoxification on withdrawal syndrome. J Addict Dis，2010，29(4)：449 – 454.

［5］ Berlin D，Farmer BM，Rao RB，et al. Deaths and severe adverse events associated with anesthesia-assisted rapid opioid detoxification. MMWR，2013，62(38)：777 – 780.

［6］ Flacke JW，Flacke WE，Williams GD. Acute pulmonary edema following naloxone reversal of high-dose morphine anesthesia. Anesthesiology，1977，47：376 – 378.

［7］ Frand UI，Shim CS，Williams MH. Methadone-induced pulmonary edema. Ann Intern Med，1972，76：975 – 979.

［8］ Gopinathan K，Saroj D，Spears J，et al. Hemodynamic studies in heroin induced acute pulmonary edema. Circulation，1970，42：44.

［9］ Partridge BL，Ward CF. Pulmonary edema following low-dose naloxone administration. Anesthesiology, 1986, 65: 709 - 710.

[10]　Prough DS, Roy R, Bumgarner J, et al. Acute pulmonary edema in healthy teenagers following conservative doses of intravenous naloxone. Anesthesiology, 1984, 60: 485 - 486.

[11]　Steinberg AD, Karliner JS. The clinical spectrum of heroin pulmonary edema. Arch Intern Med, 1968, 122: 122 - 127.

[12]　Taff RH. Pulmonary edema following naloxone administration in a patient without heart disease. Anesthesiology, 1983, 59: 576 - 577.

[13]　Salami A, Safari F, Mohajerani SA, et al. Long-term relapse of ultra-rapid opioid detoxification. J Addict Dis, 2014, 33: 33 - 40.

[14]　Lee M, Wagner H, Tanada S, et al. Duration of occupancy of opiate receptors by naltrexone. J Nucl Med, 1988, 29: 1207 - 1211.

[15]　Kranzler H, Modesto-Lowe V, Nuwayser ES. Sustained-release naltrexone for alcoholism treatment: a preliminary study. Alcohol Clin Exp Res, 1998, 22(5): 1074 - 1079.

[16]　Firth JB, Stuckey RE. Decomposition of trichloroethylene in closed circuit anesthesia. Lancet, 1945, 1: 814 - 816.

[17]　Middleton V, vanPoznak A, Artusio JF Jr, et al. Carbon monoxide accumulation in closed circuit anesthesia systems. Anesthesiology, 1965, 26: 715 - 720.

[18]　Pearson ML, Levine WC, Finton RJ, et al. Anesthesia-associated carbon monoxide exposure among surgical patients. Infect Control Hosp Epidemiol, 2001, 22(6): 352 - 356.

[19]　Moon R, Ingram C, Brunner E, et al. Spontaneous generation of carbon monoxide within anesthesia circuits. Anesthesiology, 1991, 75: A873.

[20]　Fang ZX, Eger EI, Laster MJ, et al. Carbon monoxide production from degradation of desflurane, enflurane, isoflurane, halothane, and sevoflurane by soda lime and Baralyme. Anesth Analg, 1995, 80: 1187 - 1193.

[21]　Kriegstein AR, Armitage BA, Kim PY. Heroin inhalation and progressive spongiform leukencephalopathy. NEJM, 1997, 336(8): 589 - 590.

[22]　Rizzuto N, Morbin M, Ferrari S, et al. Delayed spongiform leukencephalopathy after heroin abuse. Acta Neuropathol, 1997, 94: 87 - 90.

[23]　Buttner A, Mall G, Penning R, et al. The neuropathology of heroin abuse. Forensic Sci Int, 2000, 113(1/3): 435 - 442.

[24]　Celius EG, Andersson S. Leucoencephalopathy after inhalation of heroin: a case report. J Neurol Neurosurg Psychiatry, 1996, 60: 694 - 695.

[25]　Kriegstein AR, Sungu DC, Millar WS, et al. Leukencephalopathy and raised brain lactate from heroin vapor inhalation ("chasing the dragon"). Neurology, 1999, 53(8): 1765 - 1773.

[26]　Sempere AP, Posada I, Ramo C, et al. Spongiform leucoencephalopathy after inhaling heroin. Lancet, 1991, 338: 320.

［27］　Alper KR，Lotsof HS，Frenken GM，et al. Ibogaine in acute opioid withdrawal：an open label case series. Ann N Y Acad Sci，2000，909：257 - 259.

［28］　Alper KR，Stajic M，Gill JR. Fatalities temporally associated with the ingestion of ibogaine. J Forensic Sci，2012，57(2)：398 - 412.

［29］　Asua I. Growing menace of ibogaine toxicity. Br J Anaesth，2013，111(6)：1029 - 1030.

案例 18

误食浓缩过氧化氢

1. 过氧化氢的潜在风险是什么？
2. 浓缩 H_2O_2 有什么毒性作用？
3. 误食浓缩 H_2O_2 后需要进行哪些诊断检查？
4. 门静脉的有毒积气需要处理吗？

摘　要： 一名 32 岁的男性误食浓缩过氧化氢（H_2O_2），随后出现呕吐和腹痛。本案例讨论了诊断处理和治疗方案，包括成像和高压氧治疗的作用。

关键词： 浓缩 H_2O_2；腐蚀剂；气体栓塞；高压氧

现病史

　　一名过往体健的 32 岁男性无意从冰箱的一个没有标记的瓶子中口服了一口浓度为 35％ 的 H_2O_2 后来到了急诊室。他平日里用 H_2O_2 来清洁物品。当意识到自己的错误后，他立即喝了 1 L 水，随后迅速催吐。到达急诊室，患者主诉喉咙和胸部轻微不适，以及"腹部饱胀感"。

既往史	无
用药史	无
过敏史	无
个人史	否认抽烟、喝酒、药物滥用史

体格检查

血 压	心 率	呼吸频率	体 温	血氧饱和度
140/92 mmHg	93 次/min	18 次/min	35.8℃	98％

一般情况：感觉良好，无中毒貌。

五官：声音正常，口唇及口咽黏膜正常。

心血管系统：心率正常，节律规整。

肺部：双肺呼吸音对称，听诊清。

腹部：舟状腹，上腹部柔软。

神经系统：保持警觉，定向力正常。

皮肤：温暖，血管丰富。

实验室检查

腹部平片：正常，未检测到门静脉气体。

腹部 CT：门静脉系统内有大量空气。

入院病程

此情况下建议患者进行高压氧治疗，但转移至高压氧舱处不可能。相反，他被送进医院进行连续监测。在接下来的 12 h 内，他的症状逐渐得到缓解，第 2 天的重复 CT 扫描显示门静脉气体完全溶解。患者随后出院，没有任何后遗症。

案例要点

1. 过氧化氢的潜在风险是什么？

H_2O_2 是一种无色无味液体。浓度在 3％～5％ 之间的溶液有许多家庭用途，包括用作伤口消毒剂和牙膏；在医院环境中，稀释 H_2O_2 溶液也被用于类似的目的。工业强度 H_2O_2（浓度为 10％～35％）用于漂白纺织品和纸张，以及更高的浓度（70％～90％）被用作火箭发动机的氧源。

高浓度 H_2O_2 溶液在消费者中的应用越来越普遍。有些人，像这个患者,用 H_2O_2 清洗水果和蔬菜的表面,以减少切割过程中细菌的传播[1]。然而,更令人担心的是,摄入"食品级"(35%)与水混合的 H_2O_2 的药用价值——在许多互联网网站上被吹捧为可作为治疗肺气肿、癌症、贫血和艾滋病等疾病的方法[2]。有时被称为"高氧治疗",这种所谓的治疗方法并没有得到美国食品和药品监督管理局的批准[3]。充分稀释 H_2O_2 后,这种混合物无害,但不能提供任何健康好处。

2. 浓缩 H_2O_2 有什么毒性作用?

浓缩 H_2O_2 造成的损伤主要是直接碱性损伤或栓塞性血液阻塞。误食后,过氧化氢酶按照以下公式代谢 H_2O_2 的分解:$2\ H_2O_2(aq) \rightarrow 2\ H_2O(L) + O_2(g) +$ 热量。1 ml 的 35% H_2O_2 释放 100 ml 的 O_2。(更常见的 3% 家用溶液每 1 ml H_2O_2 产生 10 ml 的 O_2。)由于气体的释放,产生一个大的胃内压力梯度,再加上肠黏膜的碱性腐蚀和放热损伤,可能会导致 O_2 通过上皮间隙进入循环。此外,更重要的是,血液中通过过氧化氢酶对 H_2O_2 的吸收以及后续的代谢,可直接在血管内释放 O_2。氧泡可能聚集在血液循环和阻塞血管流动中。在犬类研究中,门静脉系统中氧张力升高导致肠系膜动脉和静脉流动停止,但其作用机制尚不清楚[4]。此外,气泡的聚结会导致肠道细胞结构的破坏、毛细血管纤维蛋白堵塞、静脉血栓形成和组织梗死[4]。

有案例报道了心脏和脑气体栓塞,其与潜水相关减压损伤(例如中风样综合征)[5,6]。后一种效应的机制与 H_2O_2 在系统循环中的代谢和氧泡的产生有关。在有间隔缺损的情况下,气泡可能从右心转移到动脉循环[7]。

据报道,H_2O_2 暴露引起的中毒及死亡与有浓缩胎粪的既往治疗[4]以及伤口冲洗[8]有关。口服 3% 溶液一般是无害的,最严重的情况是导致肠胃肠道症状或喉咙刺激[9]。在这种低浓度下很少发生显著中毒[5],绝大多数此类案例所涉及的溶液浓度为 35%。

3. 误食浓缩 H_2O_2 后需要进行哪些诊断检查?

据报道,误食 35% 的 H_2O_2 "小口"或"一口"可导致静脉和动脉气体栓塞,偶尔会造成严重后果,但目前尚无关于成像的共识指南[6]。一些毒理学家和擅长高压氧疗的医师认为,门静脉空气的存在不会对患者的预后产生不利影响,也不需要治疗,因此,没有必要进行检查。然而,也有人认为,门静脉空气的存在表明血液中的血氧饱和度过高,患者患心脏和大脑空气栓塞的风险增加。虽然不同医疗机构的治疗方式不同,但在误食 H_2O_2 后出现腹部症状的患者接受影像学检查评估门静脉空气是合理的。门静脉空气的存在往往可以在 X 线成像中发现[10,11];然而,它缺乏敏感性[12],就像该患者一样。因此,若 X 线正常,行 CT 扫描以评估门静脉空气是合理的。

高浓度 H_2O_2 的摄入可能与严重的胃炎和胃黏膜损伤有关。建议在误食后 12~24 h 内进行内镜检查,以评估有意或无意患者的损伤程度,或有呕吐、腹痛或流涎三种症状中的两种[13]。

4. 门静脉的有毒积气需要处理吗?

误食 H_2O_2 后门静脉气体患者的治疗是有争议的且尚未确定。血管中的微泡形成可能导致血小板聚集和血小板激活抑制物的释放[14]。这是一种理论上可能对这些患者服用诸如阿司匹林之类的血小板抑制药有反应的机制。高压氧治疗包括在专门设计的舱内通过几个大气压来增加周围环境压力——这与潜水相关减压损伤的治疗相同。高压氧治疗增加血液中的溶解 O_2 量,从而减少气泡形成,并允许溶解的 O_2 输送到肺部,使其可以呼出。一些门静脉积气患者疼痛剧烈合并有门静脉高压,这可能对这种疗法反应迅速[15]。根据现有文献,高压氧疗法是治疗 H_2O_2 摄入后明显腹痛和门静脉积气的患者的合理方法;高压氧治疗在脑空气栓塞患者中的作用争议较小。有重大神经学发现的多例案例报道表明,高压氧治疗后症状得到缓解[6]。

特殊专业指导

急诊医学

- 误食低浓度 H_2O_2(3%~5%)可能会导致轻微的胃刺激,通常耐受性良好。
- 误食浓缩的"食品级" H_2O_2(35%)可能会导致严重的碱性烧伤,并可能导致静脉和动脉气体栓塞。

    误食 35% H_2O_2 的患者
- 与摄入有关的症状包括:

　　　　—胃肠道症状

　　　　　恶心，呕吐

　　　　　腹痛

　　　　　咽痛

　　　　—神经症状（与脑气体栓塞有关）

　　　　　精神差，嗜睡，昏迷

　　　　　卒中-如症状（颅神经缺陷、轻偏瘫、偏瘫、感觉缺陷、共济失调、构音困难）

- 影像学检查：

　　　—腹部 X 线可用于评估有明显腹痛的患者是否有门静脉空气；

　　　—腹部 X 线阴性的患者应考虑腹部 CT；

　　　—所有有神经症状的患者均可行头颅 CT。

- 治疗

　　　—评估碱性烧伤应考虑食管胃十二指肠镜检查。

　　　—高压氧治疗的使用是有争议的，但以下理由考虑：

　　　　任何 CT 有脑栓塞证据的患者或有中风样症状的患者；

　　　　选择 CT 成像中明显腹痛和门静脉积气的患者。

参考文献

［1］ Ukuku DO，Bari ML，Kawamoto S，et al. Use of hydrogen peroxide in combination with nisin，sodium lactate and citric acid for reducing transfer of bacterial pathogens from whole melon surfaces to fresh-cut pieces. Int J Food Microbiol，2005，104(2)：225 - 233.

［2］ 35% H_2O_2 hydrogen peroxide food grade certified benefits. 2015. http://www. theoneminutemiracleinc.com/pages/h2o2-benefits/.

［3］ FDA warns consumers against drinking high-strength hydrogen peroxide for medicinal use：ingestion can lead to serious health risk and death ［news release］. Silver Spring，MD：US Food and Drug Administration. 2006. http:// www. fda. gov/NewsEvents/Newsroom/PressAnnouncements/2006/ucm108701. htm. ［30 January 2015］.

［4］ Shaw A，Cooperman A，Fusco J. Gas embolism produced by hydrogen peroxide. N Engl J Med，1967，277(5)：238 - 241.

［5］ Cina SJ，Downs JC，Conradi SE. Hydrogen peroxide：a source of lethal oxygen embolism. Case report and review of the literature. Am J Forensic Med Pathol，

1994，15(1)：44－50.

[6]　Rider SP，Jackson SB，Rusyniak DE. Cerebral air gas embolism from concentrated hydrogen peroxide ingestion. Clin Toxicol (Phila)，2008，46(9)：815－818.

[7]　French LK，Horowitz BZ，McKeown NJ. Hydrogen peroxide ingestion associated with portal venous gas and treatment with hyperbaric oxygen：a case series and review of the literature. Clin Toxicol (Phila)，2010，48(6)：533－538.

[8]　Bassan MM，Dudai M，Shalev O. Near-fatal systemic oxygen embolism due to wound irrigation with hydrogen peroxide. Postgrad Med J，1982，58(681)：448－450.

[9]　Henry MC，Wheeler J，Mofenson HC，et al. Hydrogen peroxide 3% exposures. J Toxicol Clin Toxicol，1996，34(3)：323－327.

[10]　Rackoff WR，Merton DF. Gas embolism after ingestion of hydrogen peroxide. Pediatrics，1990，85(4)：593－594.

[11]　Luu TA，Kelley MT，Strauch JA，et al. Portal vein gas embolism from hydrogen peroxide ingestion. Ann Emerg Med，1992，21(11)：1391－1393.

[12]　Burns RA，Schmidt SM. Portal venous gas emboli after accidental ingestion of concentrated hydrogen peroxide. J Emerg Med，2013，45(3)：345－347.

[13]　Fulton JA. Caustics. In：Nelson LS，Lewin NA，Howland MA，Hoffman RS，Goldfrank LR，Flomenbaum NE，editors. Goldfrank's toxicological emergencies. 9th ed. New York：McGraw-Hill，2011：1364－1373.

[14]　Mirski MA，Lele AV，Fitzsimmons L，et al. Diagnosis and treatment of vascular air embolism. Anesthesiology，2007，106：164－177.

[15]　Papafragkou S，Gasparyan A，Batista R，et al. Treatment of portal venous gas embolism with hyperbaric oxygen after accidental ingestion of hydrogen peroxide：a case report and review of the literature. J Emerg Med，2012，43(1)：e21－23.

案例 19

尼 古 丁 中 毒

1. 鉴别诊断是什么？

2. 为什么异丙醇属于鉴别诊断？

3. γ-羟基丁酸中毒的症状是什么？

4. γ-羟基丁酸有哪些用途？

5. 尼古丁中毒症状是什么？

6. 尼古丁的其他来源是什么？

7. 治疗的基本原则是什么？

8. 多少尼古丁算过量？

9. 如何确定接触过的患者是否会生病？

10. 成年人试图用尼古丁贴片自杀后最常见的表现是什么？

11. 电子烟是如何工作的？

12. 美国食品和药品监督管理局是否对电子烟进行监管？

13. 有多少种不同品牌和口味的电子烟可供购买？

14. 在东欧,哪种植物曾被用作戒烟药物,并能引起类尼古丁样效应？

15. 还有哪些植物可以产生尼古丁样效应？

摘　要：在这一章中,我们讨论了一个幼儿在他父亲的床头柜上拿到一个小容器,误食了其内液体后出现剧烈呕吐的情况。随后,他出现了共济失调和嗜睡。本章探讨了他出现此类症状的可能原因,包括 γ-羟基丁酸中毒和误食尼古丁。

关键词：癫痫;电子烟;尼古丁;γ-羟基丁酸

现病史

- 一名 2 岁的男孩在父亲的床头柜上发现一瓶液体,饮用了 2 ml 后呕吐数次,随后被父亲带到急诊科进行诊治。
- 患者从分诊区被带回来后,站立时出现昏睡和共济失调。

既往史	无
用药史	无
过敏史	不明药物变态反应
个人史	和父母住在一起,无抽烟史

体格检查

血　压	心　率	呼吸频率	温　度	血氧饱和度
106/69 mmHg	160 次/min	24 次/min	36.9℃	100%

一般情况:面色苍白,大汗淋漓。

五官:瞳孔中等大小,对光灵敏,无眼球震颤。

心血管:心动过速,但无 M/R/G,四肢均有 2+脉冲。

肺部:双肺听诊无喘鸣、湿啰音、干啰音,无须使用辅助呼吸机。

腹部:肠鸣音活跃,但腹部柔软无压痛。患者在急诊中持续呕吐无咖啡渣样、无胆汁的物质。

神经系统:全身乏力,不稳定步态,昏睡但无抽搐。

实验室检查

白细胞	血红蛋白	血小板
$14.1×10^9$/L	98/300 g/L	$212×10^9$/L

钠	钾	氯	二氧化碳结合力
137 mmol/L	4.2 mmol/L	105 mmol/L	24 mmol/L

（续表）

血尿素氮	肌　酐	葡萄糖
4.98 mmol/L	26.52 μmol/L	7.11 mmol/L

钙：9.4 mg/dl；

肝功能检测：均在正常范围内；

乙醇水平（血清）：阴性；

对乙酰氨基酚：阴性；

水杨酸：阴性。

辅助检查

心电图进显示窦性心动过速，无急性缺血的迹象。

入院病程

首先开始静脉输液；给患者进行心电监测并进行观察。因为其在急诊科的症状开始改善，呕吐次数减少，所以没有使用其他药物。此外，持续性的呕吐也有可能是自我排毒的一种方式。随后他被送进医院继续观察。

该液体被确定为卷烟填充剂，含有浓度为 10～24 mg/10 ml 的尼古丁。

患者连夜入院，第 2 天早上恢复到正常，重复实验室检查和生命体征均正常。第 2 天他出院回家了。

案例要点

1. 鉴别诊断是什么？

- 摄入催吐剂；
- 摄入乙醇；
- 摄入或者皮肤接触异丙醇；
- 摄入 γ-羟基丁酸；
- 摄入电子烟尼古丁液体替代品。

2. 为什么异丙醇属于鉴别诊断？

异丙醇更容易使人醉酒（比乙醇更甚），是一种可引起呕吐的刺激物。

3. γ-羟基丁酸中毒的症状是什么？

- γ-羟基丁酸中毒患者经常出现心动过速、低体温、低血压、呼吸抑制[1]；
- 它们还可能致使中枢神经系统抑制、流涎、呕吐、癫痫样肌阵挛和昏迷[1]；
- 单独使用 γ-羟基丁酸造成的死亡很少，但已有此类报道[2,3]。

4. γ-羟基丁酸有哪些用途？

- 作为嗜睡症的药物治疗[4]
- 用于酗酒和戒酒的治疗[5]
- 作为健美者的合成类代谢固醇[6]
- 作为约会迷药[6]
- 治疗药物滥用[6]

5. 尼古丁中毒症状是什么？

轻度中毒：

- 恶心、呕吐、腹泻；
- 抽搐；
- 心动过速、呼吸急促和血压升高。

重度中毒：

- 出现双相效应，在最初几分钟至几小时表现为胆碱能过量的症状，随后几个小时后出现心动过缓、昏迷、神经肌肉阻滞等症状，严重者可导致呼吸衰竭和低血压。
- 大量摄入几分钟内可看到流涎、发汗、恶心、呕吐和腹泻。
- 其他症状包括心律失常、肌肉抽搐、混乱、共济失调、头痛、头晕和癫痫发作。
- 呕吐是最常见的初始症状；然而，据报道摄入液体尼古丁后的最初症状为无呕吐的癫痫发作。
- 文献中有许多因尼古丁摄入而死亡的案例。其中一份报道提到从死者身上的烟草中提取到了尼古丁[7]。另一份报道提到患者喝了液态尼古丁，以及大量乙醇[8]。还报道了一起与意外摄入电子烟填充液体尼古丁有关的儿童死亡事件[9]。

6. 尼古丁的其他来源是什么?

- 香烟(10～30 mg/支)
- 烟头(5～7 mg/支)
- 尼古丁口香糖(2～4 mg/片)
- 尼古丁含片(2～4 mg/片)
- 尼古丁贴片(8.3～114 mg/片)
- 尼古丁杀虫药
- 新鲜或干燥的烟叶
- 烟草提取物和烟草烟雾灌肠

7. 治疗的基本原则是什么?

- 主要以支持治疗为主。
- 直接接触和皮肤接触农药的患者应使用肥皂和水进行消毒,医务人员小心佩戴个人防护设备。
- 不建议使用活性炭,尽管它可以结合尼古丁,由于吸收迅速,容易发生呕吐,且有可能引起癫痫发作(潜在的风险大于好处)。

8. 多少尼古丁算过量?

- 一般而言,成人尼古丁的半数致死量可接受的程度为 0.5～1 mg/kg;然而,最近的一篇论文表明,半数致死量可能要高得多,为 6.5～13 mg/kg[10,11]。
- 根据服用一支香烟或三根烟头的儿童身上出现的毒性症状,医师应关注摄入这些剂量的 6 岁以下儿童[12]。
- 在一份案例报道中,一名儿童从一块尼古丁口香糖中摄入 2 mg 尼古丁[13]。

9. 如何确定接触过的患者是否会生病?

- 由于某些产品通过黏膜迅速吸收,摄入口香糖、含片和咀嚼片可能会在几分钟内产生症状。其他可能不会产生长达 90 min 的症状,预计最初的症状包括呕吐和轻微的症状,如上文所述。
- 任何有症状的儿童都应该监测到生命体征正常。

- 因意外接触而有轻微症状的成年人不一定需要医学评估,但那些故意摄入含有尼古丁的产品或出现呕吐的成年人应观察以免症状恶化。大多数关于摄入导致轻度至中度中毒,甚至一些严重中毒的案例在12～24 h内症状得到了缓解。
- 皮肤接触新鲜烟叶的患者不会在接触3～17 h内出现症状,症状可能会持续数天。
- 由于尼古丁在皮下沉积,接触贴片的患者可能会继续在贴片所在的区域吸收尼古丁[14]。

10. 成年人试图用尼古丁贴片自杀后最常见的表现是什么?

- 一系列成年人故意放置过量尼古丁贴片企图自杀的案例中,最常见的发现是头晕、高血压、大汗淋漓和精神状态改变[15]。

11. 电子烟如何工作?

- 当你吸一口电子烟时,会触发微处理器加热金属线圈,从而蒸发液体尼古丁,接着吸入蒸汽。
- 液体尼古丁装在一个可以完全更换或可以重新灌装的墨盒中。
- 尼古丁通常溶于植物油或丙二醇[16]。

12. 美国食品和药品监督管理局是否对电子烟进行监管?

- 2016 年,美国食品和药品监督管理局将其监管范围扩展为涵盖所有烟草产品,包括电子烟和调味品在内的电子液体。这包括对“电子尼古丁输送系统的制造、进口、包装、标签、广告、促销、销售和分销”的监管[17]。
- 在此之前,美国食品和药品监督管理局烟草产品中心只监管香烟、香烟烟草、自滚烟草和无烟烟草,但不包括非烟草尼古丁产品。
- 美国食品和药品监督管理局药物评估和研究中心对专门为治疗目的销售的电子烟进行监管(例如为戒烟而销售的产品)。

13. 有多少种不同品牌和口味的电子烟可供购买?

- 最近的一项研究发现,截至 2014 年 1 月,有 466 个品牌的电子烟在互联网上销售,其中 7 764 种的口味很独特。

- 同一研究小组在 2012 年仅发现了 250 个品牌。此外,在 2 次搜索之间的 17 个月中,每月净增加 10.5 个品牌和 242 种新口味[18]。

14. 在东欧,哪种植物曾被用作戒烟药物,并能引起类尼古丁样效应?

- 豆科植物含有司巴丁,一种烟碱生物碱,在受体水平上起到部分激动药的作用。
- 在最近的一项临床试验中发现它优于尼古丁替代疗法[19]。

15. 还有哪些植物可以产生尼古丁样效应?

- 据报道,含有尼古丁和烟碱样生物碱的植物对人类有毒,包括黄斑针叶、光烟草和烟草、旱金莲、地中海尾叶类生物碱和浸膏类植物等。
- 这些植物含有有毒的生物碱尼古丁、新烟碱、司巴丁、N 基司巴丁、毒芹碱、N-甲基毒芹碱、γ-去氢毒芹碱。这些生物碱很容易通过皮肤和口腔途径吸收,并有很高的分布量。
- 症状通常遵循双相模式,最初的症状与类尼古丁中毒效应一致:震颤、心动过速、高血压、腹痛,然后是一段时间的低血压、心动过速、呼吸窘迫和昏迷[20,21]。

案例结论

在本案例中,一个 2 岁的孩子误食打算用作电子烟填充剂的液体尼古丁。经过一段时间的观察,患者完全康复,无任何后遗症,第 2 天就出院回家了。随着电子烟的使用不断增加,获得液体尼古丁填充剂的机会也在不断增加。

特殊专业指导

内科学/家庭医学

- 电子烟填充器大小各不相同,在成人和儿童有很大的误用、过量和严重的中毒可能。
- 关于这些产品的潜在危险和适当储存的预期指导对于防止使用这些产品的父母的子女中毒十分重要。

- 呕吐是大多数摄入尼古丁的患者的主要症状,但癫痫发作偶尔会被视为液体尼古丁中毒的表现症状。
- <6 岁儿童可能摄入 1 整支香烟或≥3 个烟头,应在医院中观察以防中毒。

儿科学

- 电子烟填充器大小各不相同,在成人和儿童有很大的误用、过量和严重的中毒可能。
- 关于这些产品的潜在危险和适当储存的预期指导对于防止使用这些产品的父母的子女中毒十分重要。
- 呕吐是大多数摄入尼古丁的患者的主要症状,但癫痫发作偶尔会被视为液体尼古丁中毒的表现症状。
- <6 岁儿童可能摄入 1 整支香烟或≥3 个烟头,应在医院中观察以防中毒。

急诊医学

- 电子烟填充器大小各不相同,在成人和儿童有很大的误用、过量和严重的中毒可能。
- 呕吐是大多数摄入尼古丁的患者的主要症状,但癫痫发作偶尔会被视为液体尼古丁中毒的表现症状。
- <6 岁儿童可能摄入 1 整支香烟或≥3 个烟头,应在医院中观察以防中毒。
- 有症状的患者应观察至症状消失,且生命体征恢复正常。
- 如果担心有任何皮肤接触,应在抵达医院后不久进行衣服去除和皮肤去污。
- 因为症状包括呕吐和严重毒性的癫痫发作出现迅速,使吸入风险增高,在这些情况下不建议使用活性炭。
- 癫痫发作应使用苯二氮䓬类而不是抗癫痫药物治疗。如果难治性癫痫发作,尽管使用了大剂量苯二草类,但在抗癫痫药物之前就可考虑巴比妥类。
- 主要是支持治疗。

毒理学

- 电子烟填充器大小各不相同,在成人和儿童有很大的误用、过量和严重的中毒可能。
- 了解尼古丁的其他来源和皮肤接触患者的净化技术。
- 呕吐是大多数摄入尼古丁的患者的主要症状,但癫痫发作偶尔会被视为液体尼古丁中毒的表现症状。
- <6 岁儿童可能摄入 1 整支香烟或≥3 个烟头,应在医院中观察以防中毒。
- 有症状的患者应观察至症状消失,且生命体征恢复正常。
- 如果担心有任何皮肤接触,应在抵达后不久进行衣服去除和皮肤去污。
- 因为症状包括呕吐和严重毒性的癫痫发作出现迅速,使吸入风险增高,在这些情况下不建议使用活性炭。
- 癫痫发作应使用苯二氮䓬类而不是抗癫痫药物治疗。如果难治性癫痫发作,尽管使用了大剂量苯二䓬类,但在抗癫痫药物之前就可考虑巴比妥类。
- 主要是支持治疗。

参考文献

［1］ Liechti ME, Kunz I, Greminger P, et al. Clinical features of gamma-hydroxybutyrate and gamma-butyrolactone toxicity and concomitant drug and alcohol use. Drug Alcohol Depend, 2006, 81(3): 323 - 326.

［2］ Knudsen K, Greter J, Verdicchio M. High mortality rates among GHB users in western Sweden. Clin Toxicol (Phila), 2008, 46(3): 187 - 192.

［3］ Knudsen K, Jonsson U, Abrahamsson J. Twenty-three deaths with gamma-hydroxybutyrate overdose in wetern Sweeden between 2000 and 2007. Acta Anaesthesiol Scand, 2010, 54(8): 987 - 992.

［4］ Brown MA, Guilleminault C. A review of sodium oxybate and baclofen in the treatment of sleep disorders. Curr Pharm Des, 2011, 17(15): 1430 - 1435.

［5］ Maremmani I, Lamanna F, Tagliamonte A. Long-term therapy using GHB (sodium gamma hydroxybutyrate) for treatment-resistant chronic alcoholics. J Psychoactive Drugs, 2001, 33(2): 135 - 142.

［6］ Brennan R, Van Hout MC. Gamma-hydroxybutyrate (GHB): a scoping review of pharmacology, toxicology, motives for use, and user groups. J

Psychoactive Drugs, 2014, 46(3): 243 - 251.

[7] Corkery JM, Button J, Vento AE, et al. Two UK suicides using nicotine extracted from tobacco employing instructions available on the Internet. Forensic Sci Intern, 2010, 199(1/3), e9 - e13.

[8] Solarino B, Rosenbaum F, Risselmann B, et al. Death due to nicotine-containing solution: case report and review of the literature. Forensic Sci Intern, 2010, 195(1/3): e19 - 22.

[9] Eggleston W, Nacca N, Stork CM, et al. Pediatric death after unintentional exposure to liquid nicotine for an electronic cigarette. Clin Toxicol (Phila), 2016, 54(9): 890 - 891.

[10] Kobert R. Lehrbuch der Intoxikationen II. Band Spezieller Teil. Stuttgart: Verlag von Ferdinand Enke, 1906: 1064 - 1065.

[11] Mayer B. How much nicotine kills a human? Tracing back the generally accepted lethal dose to dubious self-experiments in the nineteenth century. Arch Toxicol, 2014, 88: 5 - 7.

[12] Smolskine SC, Spoerke DG, Spiller SK, et al. Cigarette and nicotine chewing gum toxicity in children. Hum Toxicol, 1988, 7: 27 - 31.

[13] Mensch AR, Holden M. Nicotine overdose after a single piece of nicotine gum. Chest, 1984, 86: 801 - 802.

[14] Soghoian S. Nicotine. In: Nelson L, editor. Goldfrank's toxicologic emergencies. 9th ed. New York: McGraw-Hill, 2010: 1185 - 1190.

[15] Woolf A, Burkhart K, Caraccio T, et al. Self-poisoning among adults using multiple transdermal nicotine patches. J Toxicol Clin Toxicol, 1996, 34(6): 691 - 698.

[16] Caponnetto P, et al. The emerging phenomenon of electronic cigarettes. Expert Rev Respir Med, 2012, 6(1): 63 - 74.

[17] FDA. Vaporizers, E-cigarettes, and other Electronic Nicotine Delivery Systems (ENDS). August 7, 2016. http://www.fda.gov/TobaccoProducts/Labeling/ProductsIngredientsComponents/ucm456610.htm. Accessed August 29, 2016.

[18] Zhu SH, Sun JY, Bonnevie E, et al. Four hundred and sixty brands of e-cigarettes and counting: implications for product regulation. Tob Control, 2014, 23(Suppl 3): iii3 - 9.

[19] Walker N, Howe C, Glover M. Cytisine versus nicotine for smoking cessation. N Engl J Med, 2014, 371(25): 2353 - 2362.

[20] Anderson MJ, Kurtycz DF, Cline JR. Baptisia poisoning: a new and toxic look-alike in the neighborhood. J Emerg Med, 2015, 48(1): 39 - 42.

[21] Schep LJ, Slaughter RJ, Bc DM. Nicotinic plant poisoning. Clin Toxicol (Phila), 2009, 47(8): 771 - 781.

案例 20

使用抗生素后的皮疹和发热

1. 讨论与史-约综合征相关的常见药物及目前对其病理生理学的认识。
2. 诊断史-约综合征的要求是什么？
3. 氨甲蝶呤中毒的机制是什么？
4. 氨甲蝶呤中毒通常是如何表现的？会涉及哪些器官系统？
5. 氨甲蝶呤中毒有哪些治疗方案,肾功能对中毒和治疗策略有何影响？
6. 羧肽酶是否可以改变氨甲蝶呤浓度？
7. 口服氨甲蝶呤引起中毒的危险因素是什么？
8. 意外用药过量通常会应用哪些错误剂量？

摘　要：一名 87 岁的女性因发热和皮疹就诊于急诊科,医师担心是史-约(Steven's Johnson)综合征。最终,人们发现她错误使用氨甲蝶呤,皮疹是由于氨甲蝶呤毒性造成的,而不是真正史-约综合征。本章讨论了史-约综合征和氨甲蝶呤中毒。

关键词：氨甲蝶呤;皮疹;史-约综合征;错误调节

现病史

　　一名 87 岁的女性因皮疹和发热被送往当地急诊科。患者在摔倒之前,平素体健。摔倒后,患者患上横纹肌溶解症,并被送进了一家康复医院。在康复医院治疗期间,医师注意到患者有瘙痒性丘疹,并在 1 周内逐渐恶化。

在就诊前 2 天,患者出现发热(最高体温 39.2℃)。康复医院注意到一个药物错误,出于对史-约综合征的考虑,将患者转到急诊科。除了皮疹,患者还抱怨口腔疼痛,从而减少了口服药物。她否认有类似皮疹的历史。

既往史	高血压;胃食管反流;甲状腺功能减退症;阵发性房颤;充血性心力衰竭;类风湿性关节炎
用药史	三甲氧基磺胺甲恶唑(入急诊科前 2 周)
过敏史	不明药物变态反应

体格检查

血　压	心　率	呼吸频率	温　度	血氧饱和度
122/84 mmHg	84 次/min	18 次/min	36.9℃	93%

一般情况:清醒并警觉。

五官:咽部呈白色溃疡,唇部脱皮。

心血管系统:心率正常,节律规整。

肺部:双肺听诊呼吸音清且对称。

皮肤:散在白色水疱,并有底部红斑的脓疱,遍布全身,特别是背部。

实验室检查

白细胞	血红蛋白	血小板
$1.1×10^9$/L(ANC 924)	90 g/L	$57×10^9$/L

钠	钾	氯	二氧化碳结合力
136 mmol/L	3.9 mmol/L	103 mmol/L	24 mmol/L

血尿素氮	肌　酐	葡萄糖
12.46 mmol/L	97.24 μmol/L	8.44 mol/L

谷草转氨酶	谷丙转氨酶	肌　酸
32 U/L	61 U/L	28 U/L

乳酸：0.8 mmol/L

PT：12 s；IR 1.1

辅助检查

胸片示双侧肺部有斑块模糊影，轻度血管充血。

入院病程

患者被送进重症监护室，并接受头孢他啶和万古霉素治疗相关肺炎。四氢叶酸被用来治疗氨甲蝶呤中毒。对皮肤病变进行活检显示单纯疱疹病毒/带状疱疹病毒阴性。

入院第 2 天，白细胞计数下降到中性粒细胞 600/L；血小板计数降至 8 000/L。给患者输了 2 个单位血小板。入院第 4 天，白细胞下降到 200/L。患者开始使用粒细胞集落刺激因子。

患者继续接受四氢叶酸治疗，但肺水肿和成人呼吸窘迫综合征的出现使呼吸状态恶化。考虑可能是真菌性肺炎。开始给予患者服用伏立康唑，同时开始进行无创正压通气和利尿治疗。利尿 2 L 后，患者出现急性肾功能衰竭和心房颤动伴快速心室反应，心率为 140 次/min。

入院第 5 天，患者因呼吸衰竭实行插管治疗。此后不久，她出现心脏骤停，并无法复苏。

案例要点

1. 讨论与史-约综合征相关的常见药物及目前对其病理生理学的认识。

抗生素，特别是磺胺类药物、非甾体抗炎药、苯妥英钠等抗惊厥药和别嘌醇与史-约综合征-中毒性表皮松解坏死（Stevens Johnson Syndrome-Toxic Epidermal Necrolysis, SJS－TEN）有关[1,2]。SJS 和 TEN 被认为是通过免疫介导反应发生的，这种反应会导致角质形成细胞的广泛凋亡。随后剩余表皮活力丧失和坏死[3]。抗叶酸细胞毒性皮肤反应（即氨甲蝶呤引起的中毒）可能类似于 SJS－TEN，但被认为是由于直接细胞毒性而不是免疫介导的机制而发生的[4]。

2. 诊断史-约综合征的要求是什么？

　　史-约综合征的诊断，就像中毒性表皮坏死病一样，是一种临床诊断，基于病史和体格检查。病理组织活检可以用来支持诊断，但最终是依靠临床诊断。实验室检查没有金标准。

3. 氨甲蝶呤中毒的机制是什么？

　　减少叶酸（即四氢叶酸和其衍生物）是嘌呤和胸苷合成所必需的。氨甲蝶呤通过减少叶酸载体进入细胞，最终进行多聚葡萄糖氨基化。氨甲蝶呤在结构上与叶酸相似，氨甲蝶呤与聚谷氨酸一起抑制二氢叶酸还原酶。这种抑制会导致叶酸的减少。

　　虽然甲硫氨酸和嘌呤的合成不会导致四氢叶酸的氧化，但胸苷的合成会导致二氢叶酸的氧化，从而使叶酸处于氧化状态[5-7]。最终，抑制嘌呤合成。

4. 氨甲蝶呤中毒通常是如何表现的？　会涉及哪些器官系统？

　　氨甲蝶呤抑制胸苷和嘌呤的合成，并可能导致细胞死亡快速分裂细胞系。氨甲蝶呤中毒可能导致全细胞减少症、黏膜炎、皮疹以及肝炎和肺炎。死亡可能发生于肺炎、败血症或多器官衰竭[5,6,8]。

　　氨甲蝶呤主要由肾清除。由于氨甲蝶呤在酸性 pH 下不溶于水，氨甲蝶呤可能沉淀在肾小管中。此外，有一些迹象表明，氨甲蝶呤本身可能直接对肾小管产生肾毒性。这种直接毒性，加上氨甲蝶呤在小管中的沉淀，可能导致肾毒性。肾功能不全可能会增加氨甲蝶呤的浓度，从而增加系统中毒的风险[5]。

5. 氨甲蝶呤中毒有哪些治疗方案，肾功能对中毒和治疗策略有何影响？

　　支持治疗很重要，其包括适当的液体复苏和感染的治疗。碱化尿液可降低肾小管中氨甲蝶呤的沉淀，从而降低肾毒性。叶酸（亮氨酸）是一种还原（活性）形式的叶酸，可相互转化为各种活性形式的叶酸。叶酸疗法在氨甲蝶呤中毒得到解决之前使用[5,6]。一旦这两个水平都较低，氨甲蝶呤中毒被认为是解决的，且不再有任何终末器官中毒。

　　对于严重的肾功能不全，氨甲蝶呤无法清除导致浓度持续升高，这可能会导致更显著的肾毒性。羧肽酶 G2（葡萄糖醛酸酶）来源于假单胞菌属的酶。它在大肠杆菌中重组表达，现在已经上市。它的功能是将氨甲蝶呤分解成谷氨酸和蝶酸，并能迅速降低血清氨甲蝶呤浓度[9]。

6. 羧肽酶是否可以改变氨甲蝶呤浓度？

羧肽酶将氨甲蝶呤分解成谷氨酸和蝶酸。蝶酸可与氨甲蝶呤的免疫测定交叉反应，从而使其浓度出现虚假升高。可以通过 LC - MS/MS[10] 核实血清氨甲蝶呤的真实浓度。

7. 口服氨甲蝶呤引起中毒的危险因素是什么？

有趣的是，急性口服氨甲蝶呤过量不太可能导致显著的中毒。这可能是因为 GI 吸收是饱和的，口服剂量显著低于静脉输注化疗剂量[11]。

8. 意外用药过量通常会应用哪些错误剂量？

意外的慢性过量会造成发病率和死亡率增高的风险。在美国食品和药品监督管理局的不良事件报告系统的系列报告中，导致中毒最常见的错误是每周 1 次的给药剂量（30％的案例）和其他剂量错误（22％）。在此系列报告中，近 1/4 患者死亡。54％的错误由于医务人员处方或治疗错误造成；19％可归因于分配错误。只有 20％的错误是由患者错误造成的。该系列报告强调了处方和分配氨甲蝶呤的重要性，以防止伤害和潜在死亡[12]。

特殊专业指导

内科学/家庭医学

- 强调给患者服用氨甲蝶呤剂量；确保患者知道是否应每周或每天服用 1 次；
- 强调一旦发生皮疹，必须及时就医。

皮肤科

- 氨甲蝶呤引起的细胞毒性皮肤病变可能类似于 SJS - TEN，但其原因是直接细胞毒性，而不是免疫介导的现象。

急救医学

- 碱化尿液可以降低中毒风险；
- 对肾功能正常的氨甲蝶呤中毒或肾功能异常的氨甲蝶呤中毒患者使用羧肽酶监测管理。

危重医学

- 对肾功能正常的氨甲蝶呤中毒或肾功能异常的氨甲蝶呤中毒患者使用羧肽酶监测管理；
- 粒细胞集落刺激因子可用于药物诱导的中性粒细胞减少症；
- 氨甲蝶呤中毒的一个常见致死病因是脓毒症。

参考文献

［1］　Wetter DA，Camilleri MJ. Clinical，etiologic，and histopathologic features of Stevens-Johnson syndrome during an 8-year period at Mayo Clinic. Mayo Clin Proc，2010，85(2)：131 - 138.

［2］　French LE，Prins C. Erythema multiforme，Stevens - Johnson syndrome and toxic epidermal necrolysis. 2012［cited 3/24/2015］//Dermatology［Internet］. China：Elsevier Saunders，Third.［cited 3/24/2015］：319 - 333.

［3］　Nickoloff BJ. Saving the skin from drug-induced detachment. Nat Med，2008，14(12)：1311 - 1313.

［4］　Pierard-Franchimont C，Lesuisse M，Humbert P，et al. Toxic epidermal necrolysis and antifolate drugs in cancer chemotherapy. Curr Drug Saf，2012，7(5)：357 - 360.

［5］　Widemann BC，Adamson PC. Understanding and managing methotrexate nephrotoxicity. Oncologist，2006，11(6)：694 - 703.

［6］　Nelson L，Goldfrank LR. Goldfrank's toxicologic emergencies. 9th ed. New York：McGraw-Hill Medical，2011.

［7］　Berg JM，Tymoczko JL，Stryer L. Biochemistry. 5th ed. New York：W. H. Freeman，2002.

［8］　Sinicina I，Mayr B，Mall G，et al. Deaths following methotrexate overdoses by medical staff. J Rheumatol，2005，32(10)：2009 - 2011.

［9］　Widemann BC，Balis FM，Kim A，et al. Glucarpidase，leucovorin，and thymidine for high-dose methotrexate-induced renal dysfunction：clinical and pharmacologic factors affecting outcome. J Clin Oncol，2010，28(25)：3979 - 3986.

［10］　Al-Turkmani MR，Law T，Narla A，et al. Difficulty measuring methotrexate in a patient with high-dose methotrexate-induced nephrotoxicity. Clin Chem，2010，56(12)：1792 - 1794.

[11] LoVecchio F，Katz K，Watts D，et al. Four-year experience with methotrexate exposures. J Med Toxicol，2008，4(3)：149 - 150.

[12] Moore TJ，Walsh CS，Cohen MR. Reported medication errors associated with methotrexate. Am J Health Syst Pharm，2004，61(13)：1380 - 1384.

案例 21

慢性神经系统疾病患者的癫痫反复发作

1. 讨论药物过量引起多次癫痫发作的机制和鉴别诊断。

2. 什么是 4-氨基吡啶？它的用途有哪些？它的作用机制是什么？

3. 过量服用 4-氨基吡啶的其他临床表现是什么？

4. 探讨苯妥英钠在治疗 4-氨基吡啶中毒中的作用。苯妥英钠对于治疗哪些药物引起的癫痫发作可能是有害的？

5. 还有哪些产品含有 4-氨基吡啶？

6. 为什么要研究 4-氨基吡啶作为钙通道阻滞药中毒的治疗方法？

摘　要：一名 34 岁的男性患有一种最初未知的神经系统疾病，在故意过量服药后被送往急诊室。他最初被诊断为心动过速、嗜睡，之后出现一次全身性强直-阵挛性发作，最后似乎已经解决。尽管脑电图监测后发现他没有出现癫痫持续状态。他接受了多种药物治疗，最终完全康复。本章详细讨论了药物引起的癫痫发作以及这种特异性异生物质的作用机制。

关键词：4-氨基吡啶；癫痫；多发性硬化症

现病史

主诉：癫痫反复发作。

一名 34 岁男性呼叫紧急医疗服务,因其患有"慢性神经系统疾病"且故意过量服用药物。该患者既往体健,前一天晚上,他与母亲发生了争执。次日早上,他被发现嗜睡。在紧急医疗救援到达后,发现他深反射降至最低,出汗,心动过速,心率最高 120 次/min,血压 138/86 mmHg。随后被送往急诊科。

体格检查

一般情况:发现患者嗜睡且对疼痛刺激反应小。

五官:瞳孔 4 mm,反应迟钝。

心血管系统:心率 120 次/min。

神经系统:左上、下肢痉挛,弥漫性反射亢进。

到达急诊室约 30 min 后,发现他出现了几次全身强直-阵挛性发作,每次持续 30~60 s,且从未恢复意识。

初步治疗

给予患者分次静脉注射 10 mg 劳拉西泮,之后开始静滴劳拉西泮。给他插管使用琥珀胆碱并静脉注射 1 g 苯巴比妥。他在接受静脉注射 1 g 苯妥英钠后癫痫终止发作。同时还给予患者静脉注射 5 g 吡哆醇。

既往史	"慢性神经系统疾病"但无癫痫发作史
用药史	询问病史时未知
过敏史	未知
家族史	未知
个人史	未知

实验室检查

白细胞	血红蛋白	血小板
17×10^9/L	130 g/L	300×10^9/L

钠	钾	氯	二氧化碳结合力
143 mmol/L	3.5 mmol/L	107 mmol/L	24 mmol/L

（续表）

血尿素氮	肌　酐	葡萄糖
5.34 mmol/L	106.08 μmol/L	9.39 mmol/L

谷草转氨酶		谷丙转氨酶	
65 U/L		53 U/L	

对乙酰氨基酚、水杨酸盐和乙醇未检出；

头颅 CT：无出血或肿块。

入院病程

患者有多发性硬化病病史。他母亲带来了他的用药清单，清单上显示患者服用了伐昔洛韦、替马西泮、那他珠单抗和达伐吡啶（4-氨基吡啶）。因此将劳拉西泮滴注换为丙泊酚滴注并转到 ICU。入院第 3 天，连续脑电图监测显示间歇性非惊厥性癫痫发作。患者在入院第 5 天拔管。4-氨基吡啶水平为 530 ng/ml（治疗范围 25～49 ng/ml）。伐昔洛韦水平为 7.5 μg/ml（2.0～4.0 μg/ml）。患者在入院第 14 天出院，心理状态和神经系统检查均正常。目前尚不清楚急诊科观察到的痉挛和反射亢进是否与之后的全身性强直-阵挛型癫痫发作有关。

案例要点

1. 讨论药物过量引起多次癫痫发作的机制和鉴别诊断。

毒素引起的癫痫发作可能是由兴奋性神经递质传递过多或缺乏抑制性信号引起的。癫痫状态的定义是 2 次或 2 次以上发作，无清醒间隔或连续发作活动>5 min。毒素诱发状态癫痫状态不太常见[1]。

可导致癫痫发作的外源性物质：

- 4-氨基吡啶
- 抗组胺
- 巴氯芬
- 安非他酮
- 樟脑

- 卡马西平
- 一氧化碳
- 氯喹
- 毒芹素
- 氰化物

（续表）

• 软骨藻酸	• 保泰松
• 麦角胺	• 丙氧芬
• γ-羟基丁酸	• 血清素和血清去甲肾上腺素再摄 　取抑制药
• 鹿花蕈素	
• 重金属（铅、汞、锂）	• 苯乙烯
• 低血糖	• 拟交感神经药
• 异烟肼	• 四亚甲基二磺胺
• 局部麻醉药	• 铊
• 甲芬那酸	• 茶碱
• 哌替啶	• 曲马朵
• 有机氯化物	• 三环类抗抑郁药
• 有机磷化合物	• 磷化锌

通常过量可导致癫痫持续状态的外源性药物：

• 4-氨基吡啶	• 毒芹素
• 安非他酮	• 异烟肼
• 樟脑	• 鹿花蕈素
• 氯奎	• 甲基黄嘌呤

通常导致癫痫发作终止的外源性药物：

• 巴氯芬	• 乙醇
• 巴比妥类	• γ-羟基丁酸
• 苯二氮䓬类	

2. 什么是 4-氨基吡啶？它的用途有哪些？它的作用机制是什么？

　　4-氨基吡啶是一种广谱钾通道阻滞药，20 世纪 70 年代用于电生理学研究的电压门控钾通道。这些研究显示 4-氨基吡啶选择性阻断了电压敏感钾通道，降低了钾电流，并增加了大神经的动作电位持续时间[2]。而且，这只影响脱髓鞘神经，对有髓神经影响很小。在有髓神经中，沿朗氏结的跳跃性传导导致动作电位的快速传递。在多发性硬化症和其他脱髓鞘综合征中，髓鞘丢失意味着动作电位的强度和速度随着长神经的传播而降低。通过阻断钾的外流，动作电位可以更容易地沿着脱髓鞘神经向下传播。4-氨基吡啶被用于多发性硬化症,因为腿部长神经的脱髓鞘会导致早期行走障碍。

4-氨基吡啶还能增加神经肌肉连接处乙酰胆碱的释放,因此,它也被用于治疗兰伯特-伊顿综合征、重症肌无力、贝类毒素和河豚毒素所致的麻痹和麻醉诱导的神经肌肉阻滞以及在阿拉斯加暴发的肉毒杆菌中毒取得了不同程度的成功[3]。

20 世纪 70～90 年代的早期研究表明 4-氨基吡啶的治疗指数较窄,与高剂量相关的癫痫发作风险增加[4]。这种狭窄的治疗指数是临床使用的重要障碍。尽管如此,4-氨基吡啶被一些临床医师用于一些未经批准的复方制剂,这些制剂由于意外过量而表现出剂量变化和产生毒性[4-6]。然而,10 mg 缓释版(2 次/日)的达伐吡啶(Ampyra®)于 2010 年获得美国食品和药品监督管理局的批准。

钾通道的阻断增加了神经元的静息电位,导致钙内流增加,从而增加钙介导的神经递质分泌。4-氨基吡啶是脂溶性物质,能通过血脑屏障。过量时,钾离子阻滞影响会所有的神经元,导致全身兴奋和大量兴奋性神经递质释放。

3. 过量服用 4-氨基吡啶的其他临床表现是什么?

有报道描述了锥体外系症状,包括舞蹈样运动和口齿不清[3,7,8]。1 份案例报道讲述了一名 34 岁的多发性硬化症女性患者,在故意过量服药后出现"震颤性肌张力障碍和舞蹈样肢体扭动"。据报道,她目光呆滞,说话含糊不清,胡言乱语和神志不清。她接受了劳拉西泮治疗后痊愈[9]。

已描述各种 4-氨基吡啶中毒的心脏效应包括高血压、室上性心动过速、房颤、心动过缓和弥漫性心肌运动功能减退。由于 4-氨基吡啶是钾通道阻滞药,因此理论上存在通过抑制 hERG 钾通道来延长 QT 间期的问题[3]。

4. 探讨苯妥英钠在治疗 4-氨基吡啶中毒中的作用。苯妥英钠对于治疗哪些药物引起的癫痫发作可能是有害的?

在案例报道和动物模型中,苯妥英钠已被证明有助于阻止由 4-氨基吡啶引起的癫痫发作[4,10]。作为钠通道阻滞药,它可以阻止动作电位的传播。在大多数毒素诱发的癫痫发作中,癫痫发作的起始和传播是弥漫性的,而且对苯妥英钠等标准抗癫痫药物没有反应,在某些情况下,理论上可能是有害的。在大多数毒素诱发的癫痫发作中,GABA 能药物是最有效的(除了异烟肼诱发的癫痫发作,需要吡哆醇作为解毒药)[1]。

5. 还有哪些产品含有 4 -氨基吡啶?

4 -氨基吡啶最初在 20 世纪 60 年代作为一种杀虫药(Avitrol®)。当被食用时,4 -氨基吡啶会使鸟类发出非自主性膈肌收缩的求救信号[3]。美国环保署将其规定为限制性农药,这意味着它只能由经过认证的商业实体使用。它对哺乳动物和鱼类有剧毒。尽管限制使用,其他动物包括家养宠物,每年都会因接触 4 -氨基吡啶诱饵而受到伤害和死亡[11]。

6. 为什么要研究 4 -氨基吡啶作为钙通道阻滞药中毒的治疗方法?

4 -氨基吡啶通过阻断钾通道促进钙离子传导,从而导致电压门控钙通道的去极化和开放。啮齿类动物和猫科动物模型显示,注射剂量为 2 mg/kg 的 4 -氨基吡啶可改善血流动力学结果[12-14]。注射 1 mg/kg 对狗模型有效,但对其他动物模型无效[15]。有案例报道称成功应用 4 -氨基吡啶在人类 CCB 过量用药中[1,16]。

特殊专业指导

院前急救
- 将所有的药瓶和患者一起送到医院。
- 按照指示提供气道支持。
- 根据当地规定使用苯二氮䓬类药物。

急诊医学
- 苯二氮䓬类药物可早期用于癫痫发作,巴比妥类药物用于难治性癫痫发作。
- 与其他毒素引起的癫痫发作不同,在未发现 GABA 激动剂以外的其他抗惊厥药物的情况下,使用苯妥英或法斯普林可能对 4 -氨基吡啶诱发的癫痫有好处。

- 难治性癫痫患者可能需要先进的气道管理,包括气管插管。

重症监护医学

- 过量使用 4 -氨基吡啶者可出现癫痫持续状态。
- 苯妥英钠应作为 4 -氨基吡啶诱发癫痫发作的 GABA 激动剂的补充药物。
- 服用 4 -氨基吡啶后复发性癫痫患者可能需要机械通气。

参考文献

［1］ Rao R. Chapter 24: Neurologic principles. In: Hoffman RS, et al., editors. Goldfrank's toxicologic emergencies. 10th ed. New York: McGraw Hill Education, 2015.

［2］ Blight AR, Henney HR 3rd, Cohen R. Development of dalfampridine, a novel pharmacologic approach for treating walking impairment in multiple sclerosis. Ann N Y Acad Sci, 2014, 1329: 33 - 44.

［3］ King AM, Menke NB, Katz KD, et al. 4-aminopyridine toxicity: a case report and review of the literature. J Med Toxicol, 2012, 8(3): 314 - 321.

［4］ Stork CM, Hoffman RS. Characterization of 4-aminopyridine in overdose. J Toxicol Clin Toxicol, 1994, 32(5): 583 - 587.

［5］ Burton JM, Bell CM, Walker SE, et al. 4-aminopyridine toxicity with unintentional overdose in four patients with multiple sclerosis. Neurology, 2008, 71(22): 1833 - 1834.

［6］ Schwam E. Severe accidental overdose of 4-aminopyridine due to a compounding pharmacy error. J Emerg Med, 2011, 41(1): 51 - 54.

［7］ Ballesta Méndez M, van Pesch V, Capron A, et al. Prolonged toxic encephalopathy following accidental 4-aminopyridine overdose. Case Rep Neurol Med, 2014, 2014: 237064.

［8］ De Cauwer H, De Wolf P, Couvreur F, et al. An unusual case of 4-aminopyridine toxicity in a multiple sclerosis patient: epileptic disorder or toxic encephalopathy? Acta Neurol Belg, 2009, 109: 40 - 41.

［9］ Pickett TA, Enns R. Atypical presentation of 4-aminopyridine overdose. Ann Emerg Med, 1996, 3: 382 - 385.

［10］ Yamaguchi S, Rogawski MA. Effects of anticonvulsant drugs on 4-aminopyridine-induced seizures in mice. Epilepsy Res, 1992, 11(1): 9 - 16.

［11］ McLean MK, Khan S. A review of 29 incidents involving 4-aminopyridine in non-target species reported to the ASPCA animal poison control center. J Med Toxicol, 2013, 9(4): 418 - 421.

[12] Agoston S, Maestrone E, van Hezik EJ, et al. Effective treatment of verapamil intoxication with 4-aminopyridine in the cat. J Clin Invest, 1984, 73(5): 1291 - 1296.

[13] Graudins A, Wong KK. Comparative hemodynamic effects of levosimendan alone and in conjunction with 4-aminopyridine or calcium chloride in a rodent model of severe verapamil poisoning. J Med Toxicol, 2010, 6(2): 85 - 93.

[14] Tuncok Y, Apaydin S, Gelal A, et al. The effects of 4-aminopyridine and bay K 8644 on verapamil-induced cardiovascular toxicity in anesthetized rats. J Toxicol Clin Toxicol, 1998, 36(4): 301 - 307.

[15] Gay R, Algeo S, Lee RJ, et al. Treatment of verapamil toxicity in intact dogs. J Clin Invest, 1986, 77(6): 1805 - 1811.

[16] Wilffert B, Boskma RJ, van der Voort PH, et al. 4- Aminopyridine (fampridine) effectively treats amlodipine poisoning: a case report. J Clin Pharm Ther, 2007, 32(6): 655 - 657.

案例 22

幼儿摄入腐蚀剂

1. 什么因素造成了她的伤害？
2. 摄入腐蚀剂后的损伤机制是什么？
3. 油炸锅/煎锅的清洗方法是什么？
4. 摄入腐蚀剂的后果是什么？哪些器官系统会受到影响？
5. 临床医师应该如何救治摄入腐蚀剂的患者？

摘　要：本文讲述了一名 3 岁的女孩在家中摄入了一种在工业环境中使用的清洁产品。同时也讨论了摄入腐蚀剂后的临床表现、检查和管理。

关键词：腐蚀剂中毒；氢氧化钠；儿科摄入

现病史

一名 3 岁的女孩在厨房里妈妈的煎锅上发现了一些白色的粉末。她以为是糖，于是用示指沾些粉末并舔她的手指。随后她立刻感到不适并开始哭泣。她的妈妈联系了当地毒物控制中心，那里的工作人员刚刚看到媒体报道一名成年人意外摄入这种物质而引起了严重疾病。孩子被直接转到了最近的急救室。

通过进一步的了解得知，孩子的父亲在附近的一家餐馆工作，并使用了餐馆供应商供应的清洁产品。他把这种清洁产品带回家使用，因为它比家用清洁剂能更有效地去除平底锅和煎锅残余的油脂。

既往史	无
用药史	无
过敏史	无
家族史	无相关家族史
个人史	与父母和幼年兄弟姐妹住在一起

体格检查

血　压	心　率	呼吸频率	体　温	血氧饱和度
100/55 mmHg	99 次/min	20 次/min	37.4℃	90%（4 L/min 氧流量下）

一般情况：患者处于清醒状态，哭着，但可以安慰。

头、眼、耳、鼻与喉：双唇红斑肿胀（如图 22-1）；舌中线烧伤，与接触的被舔指一致。

心血管系统：正常。

呼吸系统：无干啰音或喘息，正常呼吸。

腹部：柔软，无压痛，无膨胀。

皮肤：没有其他烧伤迹象。

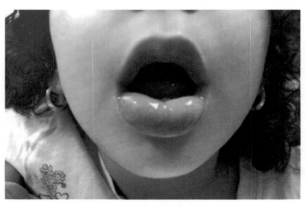

图 22-1　外部检查显示唇部呈局灶性肿胀和轻度红斑

辅助检查

胸部 X 线检查未发现纵隔气肿。

颈部软组织 X 线检查未发现气道水肿。

入院病程

她被送进儿科病房并禁食；第 2 天进行了内镜检查，显示舌头远端没有损伤，包括下咽部和食管。

案例要点

1. 什么因素造成了她的伤害？

清洁产品的摄入是儿童每年报道的最常见的有毒物质接触事件之一[1]，这在很大程度上是由于家庭内的可用情况。幼儿，主要是 1～5 岁之间的孩子，常常因为好奇而不加小心——他们还没有推理能力来防止他们摄入有潜在危险的家庭毒物。当该物质从其原始的装置中移除，或者当该物质根本不打算供家用，而是按工业强度包装时，情况就更糟了。

造成儿童中毒的清洁产品大部分是腐蚀性的，通常是强酸或强碱。家中的其他有毒化学品包括碳氢化合物（例如汽油、火炬油、花椰油）、有毒醇（如防冻剂或挡风玻璃洗涤液）和农药。表 22 - 1 列出了常见的家庭毒物。

表 22 - 1　常见有毒家用化学品

腐蚀剂	
酸	马桶清洁剂——硫酸或磷酸
	烤箱清洁剂——硫酸
	瓷砖清洁剂——盐酸
	制动吸尘器——氢氟酸
碱	排水清洁剂——氢氧化钠或氢氧化钾
	漂白剂
	氨
	油炸锅清洁剂——氢氧化钠
浓缩洗涤剂	洗衣清洁剂
	洗衣粉

（续表）

碳氢化合物	
石油馏出物	汽油、煤油、打火机液体、石脑油
其他精油	松油、香茅油、香料油、柚木油
芳香烃吸入物	吸入剂——屏幕清洁剂、校正液、油漆稀释剂
有毒醇	
乙二醇	汽车防冻液
甲醇	挡风玻璃清洗液、斯特诺燃料
杀虫剂	
杀鼠剂	长效抗凝剂、"超级华法林"
有机磷酸酯、氨基甲酸酯	杀虫剂
拟除虫菊酯	杀虫剂

　　腐蚀性产品造成严重伤害的可能性主要取决于产品的 pH、浓度和摄入量。其配方也起着一定的作用，因为稀释剂可能更容易对整个食管和胃造成损害，而高黏性固体可能只会导致口腔损伤。像这样的粉末可以单独造成局部损伤，也可以在摄入足够量的情况下造成远端损伤。

2. 摄入腐蚀剂后的损伤机制是什么？

　　腐蚀剂导致的组织损伤从摄入后立即开始，从而限制了任何清除措施的益处。尽管损伤的组织学模式因产品的酸碱性不同而不同，但其临床后果是相似的。尽管如此，碱会导致液化性坏死，理论上会导致更深层次的组织损伤[2]。另一方面，酸会引起凝固性坏死，一些研究者建议通过焦痂形成限制进一步的组织渗透和损伤[3]。与碱摄入不同，酸可能与更高的全身并发症发生率有关，包括肾衰竭、肝功能不全、弥散性血管内凝血和溶血。

3. 油炸锅/煎锅的清洗方法是什么？

　　有许多工业清洁产品可用于清洁油炸锅，通常以白色粉末形式存在。这个案例提交给我们医疗中心的前 1 周，一名妇女在一家餐厅遭受严重的腐蚀性损伤，据报道是因为餐厅提供的冰茶意外地与油炸机清洁剂而不是糖混合[4]。在这个案例中，该产品的配方含有高浓度氢氧化钠（＞60％）。

这个孩子的父母提供了该清洁产品的名称(Clean Force Fryer Cleaner™),通过对材料安全数据表的审查显示该粉末含有 67% 的氢氧化钠(图 22 - 2)。这种浓度清楚地表明它是一种工业用产品。

```
1.2  Product Type: Powdered High Alkaline Cleaner
1.3  Hazard Rating: Health:   3    Fire:    0    Reactivity:   1
-----------------------------------------------------------------------
       Substances Subject to SARA 313 Reporting Are Indicated by "#"
-----------------------------------------------------------------------
2.0 HAZARDOUS COMPONENTS /                                   (in mg/m3)
                                      CAS No.     %   PEL    TWA
2.1  Sodium hydroxide (caustic soda)    1310-73-2   67   2     2C
2.2  Potassium hydroxide (caustic potash) 1310-58-3   4   No    2C
2.3  Sodium carbonate (soda ash)        497-19-8   5-20  No    No
2.4  Sodium linear alkyl benzene sulfonate 25155-30-0  3   No    No
-----------------------------------------------------------------------
STEL = ACGIH short term exp. limit (15 min)    PEL = OSHA 8 hr ave in air
TWA = ACGIH 8 hr average             C = ceiling limit in air, do not exceed
-----------------------------------------------------------------------
3.0 PHYSICAL DATA /
```

图 22 - 2　摄入产品的材料安全数据表

相比之下,含有氢氧化钠的家用清洁剂,通常被称为"碱液",其需要以更稀释的形式存在。例如,家用排水清洁剂含有大约 2%~4% 的氢氧化钠,如果摄入这些清洁剂,仍然会造成严重的腐蚀性损伤。

4. 摄入腐蚀剂的后果是什么? 哪些器官系统会受到影响?

摄入腐蚀剂后,与之接触的组织会立即受到伤害,包括面部、嘴唇、舌头、口咽、喉、食管和胃。眼部也应考虑在内。患者的所有这些部位都可能有烧伤和肿胀,最直接威胁生命的是呼吸道。

在暴露后的最初几个小时内发生的其他后果可能包括食管烧伤、食管穿孔、纵隔炎、胃灼伤和胃穿孔。

患者可因组织损伤或隐匿性穿孔而发生休克和全身炎症。特别是酸摄入会导致代谢性酸中毒,这是由于有害物质被吸收到循环系统中。

随后,在暴露后的几天至数周内,患者有发生迟发性穿孔、食管狭窄和食管癌的长期风险。

5. 临床医师应该如何救治摄入腐蚀剂的患者?

最初的重点应该放在基本的生命支持上——建立气道通畅和无气道损伤,确定患者的呼吸状态并评估是否存在休克。

　　应评估患者有无喘鸣以及呼吸消化道损伤的迹象。患者可能出现流涎、呕吐、吐血和呼吸窘迫。对于发热、呼吸窘迫或其他严重临床表现的患者,应分别获得胸部和颈部 X 线片,以确定是否存在纵隔气肿和喉损伤。

　　胃镜检查对于任何有大量摄入或有任何腐蚀性组织损伤症状的患者都是必不可少的。即使是只有一、两种症状的患者,如流涎和拒绝进食,也有发生食道损伤的危险[5]。这项规则的例外情况可能包括服用稀释家用漂白剂或氨水的患者,或其高黏度防止其造成远端伤害的产品(Créme 发丝松弛剂)。如案例 1 所讨论的,洗涤胶囊暴露是一种特殊的情况,是否需要内镜检查是有争议的。

　　任何患者的检查显示可疑的内脏穿孔应立即进行手术评估。腐蚀性纵隔炎和/或腹膜炎是严重的疾病,需要立即干预。经验性抗生素只在疑似穿孔的情况下使用,但通常是由于患者的外观不佳和发热而使用。糖皮质激素可预防中度食管烧伤但无明显坏死的狭窄形成[6,7]。虽然历史研究中未显示出益处,但最近的一项研究表明,其可以使患有 II 度食管烧伤的儿童狭窄形成减少[7]。

案例结论

　　在胃镜检查后,患者被给予明确的饮食,并在接下来的 24 h 内进入固体饮食状态。她忍受了这种情况,并在第 2 天出院。

特殊专业指导

儿科学

- 即使是小的腐蚀性暴露,也可能导致严重伤害。
- 在许多家用清洁物质中,请注意那些含有腐蚀性成分的物质,如排水管和瓷清洁剂。
- 具有毒性的其他潜在家用化学品包括碳氢化合物、农药和乙醇。
- 在摄入腐蚀剂后,立即转诊至急诊科对于评估气道和食管损伤分期至关重要。

急诊医学

- 虽然腐蚀剂摄入主要导致食管和胃损伤,但初步评估必须评估呼吸道损伤。

- 获取胸部 X 线片以排除纵隔炎或明显穿孔。
- 要注意工业强腐蚀剂的影响,因为它们更有可能造成严重的食道和胃损伤。

胃肠学

- 早期灵活的内镜检查是对于确定摄入腐蚀剂且有症状患者的食管和胃损伤程度至关重要。
- 根据最新的证据,中度食管烧伤患者可能受益于皮质类固醇。

毒理学

- 油炸机清洗剂最常见的是浓缩碱,如氢氧化钠。尤其是工业产品。
- 任何有自杀性吞食或食管/喉损伤症状的患者,即使是轻微的,都应该接受内镜检查。
- 内镜检查后,皮质类固醇似乎在中度食管损伤中起作用。
- 虽然根据现有文献,抗生素治疗的基础不太成熟,但由于患者外观不佳以及对微穿孔或显性穿孔的担忧,常采用抗生素治疗。

参考文献

［1］ Mowry JB, Spyker DA, Cantilena LR, et al. 2013 Annual report of the American association of poison control centers' National Poison Data System (NPDS): 31st Annual report. Clin Toxicol, 2014, 52: 1032 - 1283.

［2］ Arévalo-Silva C, Eliashar R, et al. Ingestion of caustic substances: a 15-year experience. Laryngoscope, 2006, 116: 1422 - 1426.

［3］ Browne J, Thompson J. Caustic ingestion.//Bluestone CD, Stool SE, Kenna MA. Pediatric otolaryngology. 4th ed. Philadelphia: WB Saunders, 2003: 4330 - 4342.

［4］ McFall M. Poisoned tea traced to sugar mixup; Utah victim critical. The Salt Lake Tribune. 2014. www.sltrib.com.

［5］ Crain EF, Gershel JC, Mezey AP. Caustic ingestions. Symptoms as predictors of esophageal injury. Am J Dis Child, 1984, 138: 863 - 865.

［6］ Anderson KD, Rouse TM, Randolph JG. A controlled trial of corticosteroids in children with corrosive injury of the esophagus. N Engl J Med, 1990, 323: 637 - 640.

［7］ Usta M，Erkan T，Cokugras FC，et al. High doses of methylprednisolone in the management of caustic esophageal burns. Pediatrics，2014，133：E1518 - 1524.

案例 23

中止慢性头痛药物的治疗

1. 鉴别诊断是什么？
2. 赛庚啶的作用机制是什么？如何治疗？
3. 使用赛庚啶有什么不良反应？
4. 赛庚啶戒断综合征有多常见？
5. 什么是 5-羟色胺综合征？
6. 亨特标准是什么？
7. 哪些患者有发生 5-羟色胺综合征的风险？
8. 赛庚啶在血清素综合征的治疗中发挥什么作用？
9. 巴比妥类药物戒断综合征的症状是什么？
10. 巴氯芬戒断综合征的症状是什么？
11. 阿片类药物戒断综合征的症状是什么？
12. 对于有戒断症状的患者，一般的管理原则是什么？

摘　要：本章深入探讨了一名 8 岁男性患者在停止服用慢性头痛药物后出现戒断症状的情况。同时总结了多种戒断综合征，以及戒断的一般管理原则。

关键词：赛庚啶；巴氯芬戒断综合征；巴比妥类药物戒断综合征；5-羟色胺综合征

现病史

一名 8 岁的男性于早晨醒来后出现躁动,经由紧急医疗系统转到急诊科进行评估。他母亲讲述到,患者醒来后变得越来越焦虑不安并汗流满面,她无法使他平静下来,于是打电话给紧急医疗系统。患者前一天身体健康,没有任何抱怨。唯一变化是,他母亲说他在出现目前症状前 36 h 服用了日常服用的慢性头痛药物的最后一剂。在过去的两个半月里,他一直在服用这种药物。当药瓶空了的时候,母亲给药房打电话要补药,但在此之前她未意识到药快用完了,而药房也没有了药品的库存。药剂师说要几天后才能获得药物。由于患者的母亲不喜欢药物的镇静效果,她决定完全停止服用。

患者在出现症状之前没有生病,也没有头痛。

既往史	慢性头痛
用药史	每天服用的头痛药——母亲记不起名字
过敏史	不明药物变态反应
个人史	与父母和兄弟姐妹一起生活在家里;没有行为问题的病史和家里的一些新压力源
家族史	不详,患者是被收养的

体格检查

血　压	心　率	呼吸频率	体　温	血氧饱和度
146/84 mmHg	110 次/min	21 次/min	37℃	97%（室内空气下）

一般情况:清醒,激动。

心血管系统:心动过速,无杂音、奔马律或摩擦音。

呼吸系统:呼吸急促,无喘鸣或喘息。

腹部:柔软,无明显压痛,无扩张。肠鸣音亢进。

神经系统:清醒,警觉,烦躁。无明显缺陷。无阵挛,无反射亢进,肌张力正常。

皮肤：轻度弥漫性发汗。

实验室检查

钠	钾	氯	二氧化碳结合力
139 mmol/L	3.6 mmol/L	106 mmol/L	25 mmol/L

血尿素氮	肌　酐	葡萄糖
5.70 mmol/L	45.08 μmol/L	5.28 mmol/L

GC/MS 法综合筛选药物（血清）：咖啡因和可可碱阳性；布洛芬 31 mcg/ml。

辅助检查

心电图：窦性心律正常，心率 96 次/min，PR 间期 115 ms，QRS 间期 78 ms，QTc 434 ms。

入院病程

在急诊室，他在接受口头医嘱并口服 1 mg 劳拉西泮后很快就平静下来。症状有所改善，经过短暂的观察，他出院回家了。

第 2 次急诊室就诊

那天晚上的晚些时候，在他服用最后一剂头痛药后大约 48 h 后，他变得越来越激动，无法安慰，并开始扔东西。于是再次求助紧急医疗系统。由于明显的躁动，他在到达急诊科时分别接受了紧急医疗系统的 2 mg 咪达唑仑和 2 mg 洛拉西泮静脉注射。

体格检查

血　压	心　率	呼吸频率	体　温	血氧饱和度
115/69 mmHg	120 次/min	20 次/min	37.2℃	99%（室内空气下）

一般：患者尖叫且无法定向。

心血管系统：心动过速，因激动造成检查有限。

呼吸系统：无喘鸣、喘息、啰音或神经活动。

腹部：柔软、无呼吸、无呼吸；肠音呈现。

神经系统：患者清醒、激动且无法定向。反应正常，无僵硬也无阵挛。

皮肤：轻度发汗。

患者的母亲不确定药物的剂量，但在给紧急医疗系统打电话之前，她记下了药物的名称。她报告说，患者因头痛而服用了赛庚啶。她不确定剂量，但认为大概是 4 mg，2 次/d。

入院病程

中毒中心接到电话，建议在家给患者服用赛庚啶。在服药后 30 min 内，患者平静下来，进入睡眠状态。他在入院的夜间接受观察，次日早晨出院，计划恢复服用赛庚啶 4 mg 2 次/d。

第 3 次急诊室就诊

在出院后的几个小时，患者的病情又一次加重（在最后一次服用赛庚啶后 72 h）。他再一次失去了控制，坐立难安，大汗淋漓。他求助于紧急医疗系统后回到急诊科，患者需要 5 点限制，并肌内注射奥氮平 5 mg。

此时，患者的家庭给药方案由患者的药房提供。他每天服用 2 次 8 mg 的赛庚啶，而不是他母亲最初认为的 4 mg。他在急诊科口服了 8 mg 的赛庚啶，30 min 内就睡着了。他被送进医院后并且没有再次出现症状。最后他安全地从急诊科出院，且计划长期服用赛庚啶。

案例要点

1. 鉴别诊断是什么？

- 停药综合征
- 可乐定戒断综合征
- 阿片类戒断综合征
- 巴氯芬戒断综合征
- 巴比妥类药物戒断综合征，长期使用含乙酰水杨酸/丁巴比妥/咖啡因

的药物后停药

- 行为问题
- 因家中其他人的药物或物质中毒

2. 赛庚啶的作用机制是什么？如何治疗？

- 赛庚啶是第一代抗组胺药。它是一种 H_1 阻滞药，也表现出非特异性 5 -羟色胺拮抗作用。
- 目前，赛庚啶最常用于治疗 5 -羟色胺中毒[1,2]。
- 赛庚啶也被用作刺激儿童生长不良和囊性纤维化以及功能性胃肠道疾病患者的食欲[3-5]。其他用途包括使用 TCA 治疗的男性和女性厌食症，以及预防儿童/青少年偏头痛[6-10]。
- 赛庚啶的剂量指南因使用而异。一些研究者描述了每天最大剂量高达 32 mg/d。对于血清素受体拮抗，卡普图尔（Kapur）等人报道用 18 mg/d（6 mg/次 3 次/d）的剂量对 PET 扫描前额叶皮质 5 - HT_2 受体的 95％阻断[11]。以前的手稿记录了儿科患儿每天使用 0.2～0.4 mg/kg 剂量以及 17～53 岁患者每天使用 2 mg 剂量的赛庚啶治疗偏头痛[10,12]。

3. 使用赛庚啶有什么不良反应？

- 赛庚啶是一种较老的药物，在日常实践中很少使用，部分原因是它的不良反应。
- 常规使用赛庚啶的不良反应包括镇静、增加食欲和中枢抗胆碱能综合征[13,14]。
- 赛庚啶过量的案例报道包括经典的抗胆碱能毒性（心动过速、精神运动性激动、精神错乱）的描述[15,16]。

4. 赛庚啶戒断综合征有多常见？

- 文献中只有另外 2 例报道[17,18]。
- 德·卢卡斯（De Lucas）等人提出的案例讲到在大多数儿科教科书或文章中均未提及赛庚啶和其相关的不良反应。

5. 什么是 5 -羟色胺综合征？

- 5 -羟色胺综合征是由 5 -羟色胺过量引起的一系列症状。它的特点是：

  —至少存在一种 5 -羟色胺能剂；

  —自主神经不稳定（例如体温过高、胃肠道不适、大汗淋漓或心动过速）；

  —中枢神经系统受累（例如阵挛、精神状态改变或精神运动激动）。

- 有几种决策规则可以用来定义 5 -羟色胺综合征。施特恩巴赫（Sternbach）的标准在历史上一直使用，但许多毒理学家目前提到亨特标准[19,20]。

- 5 -羟色胺综合征是一种潜在的危及生命的疾病，应迅速予以识别。

6. 亨特标准是什么？

　　为了满足 5 -羟色胺综合征的亨特标准，患者必须接触到一种 5 -羟色胺能剂以及下列情况之一[20]：

- 自发阵挛

- 诱导性阵挛和激动或大汗淋漓

- 眼阵挛和激动或大汗淋漓

- 震颤和反射亢进

- 肌张力亢进和温度＞38℃和眼阵挛或诱导性阵挛。

7. 哪些患者有发生 5 -羟色胺综合征的风险？

- 5 -羟色胺综合征最常见的情况是患者服用多种具有 5 -羟色胺受体活性的药物。

- 具体而言，如果在现有的 5 -羟色胺类药物的治疗方案中加入额外的 5 -羟色胺能药物，或者当长期药物的剂量增加时，患者就会受到影响。

- 在意外和故意过量使用具有 5 -羟色胺能的多种药物的情况下，也报告了 5 -羟色胺综合征。

8. 赛庚啶在血清素综合征的治疗中发挥什么作用？

- 赛庚啶因其对 5 -羟色胺受体的拮抗作用而被用于治疗 5 -羟色胺综合征。

- 赛庚啶通过阻断 5-羟色胺受体,抵消 5-羟色胺过量的作用。
- 虽然文献描述了一些赛庚啶成功控制 5-羟色胺综合征症状的案例,但赛庚啶是苯二氮䓬类、降温和水合等其他支持性治疗的辅助疗法。

9. 巴比妥类药物戒断综合征的症状是什么?
- 激动、幻觉和精神状态的改变
- 高血压
- 心动过速
- 出汗
- 高热
- 癫痫发作

10. 巴氯芬戒断综合征的症状是什么?
- 精神状态改变,幻觉
- 高血压
- 心动过速
- 震颤
- 癫痫发作
- 偶尔可见低血压和心动过缓

11. 阿片类药物戒断综合征的症状是什么?
- 恶心、呕吐、腹泻
- 毛发竖立
- 出汗
- 腹痛/抽筋

12. 对于有戒断症状的患者,一般的管理原则是什么?
- 对戒断症状的处理是根据所涉及的具体药物进行的。
- 巴氯芬、苯二氮䓬类或巴比妥类药物的突然停用会导致明显的戒断症状、癫痫发作和死亡。建议逐渐停止使用这类药物。
- 选择性 5-羟色胺再摄取抑制药的停用可能导致一种典型的不危及生

命的综合征,但可能令人不快。还建议采用逐渐停止使用药物。

- 阿片类药物的戒断通常不会危及生命,但对患者来说非常不舒服。诸如 α - 2 拮抗药、止泻药和止吐药等药物通常用于辅助戒断症状。
- 长效药物如美沙酮和丁丙诺啡有时用于治疗阿片类药物依赖患者。这些药物不仅有助于控制戒断症状,而且还有助于消除由于它们对 mu 受体的活动而产生的欲望。

案例结论

在这种情况下,患者正在经历因停用赛庚啶而出现的戒断症状。以前,这种药物曾用于治疗儿童慢性头痛,但今天很少用于这种适应证。对于该患者,当药物重新开始并逐渐开始逐渐减量时,他的症状得到改善。

特殊专业指导

内科/家庭医学

- 长期服用药物时考虑其不良反应。
- 熟悉任何处方药物的戒断症状的风险,并在停药时相应地告知患者。
- 一些已知戒断综合征的药物是巴氯芬、巴比妥类药物、苯二氮䓬类药物、阿片类药物和选择性 5 -羟色胺再摄取抑制药。
- 如果您对药物引起戒断症状的可能性有疑问,请致电当地的毒物控制中心或与您当地的毒理学家讨论药物。

儿科学

- 长期服用药物时考虑其不良反应。
- 熟悉任何处方药物的戒断症状的风险,并在停药时相应地告知患者。
- 一些已知戒断综合征的药物是巴氯芬、巴比妥类药物、苯二氮䓬类药物、阿片类药物和选择性 5 -羟色胺再摄取抑制药。
- 如果您对药物引起戒断症状的可能性有疑问,请致电当地的毒物控制中心或与您当地的毒理学家讨论药物。

急诊医学

- 在评估过量用药和有戒断症状的患者时,检查患者可以获得的所有家庭用药、补充剂和维生素是非常重要的。

- 始终将停止用药作为症状的一个可能原因。
- 正如中毒被认为是引起躁动或谵妄的潜在原因一样，在评估焦虑症或谵妄患者时也应考虑戒断综合征。
- 一些已知戒断症状的药物是巴氯芬、巴比妥类药物、苯二氮䓬类药物、阿片类药物和选择性 5-羟色胺再摄取抑制剂。
- 患有苯二氮䓬类药物、巴氯芬和巴比妥类药物戒断症状的患者通常需要入院。
- 在许多情况下，重新启动违规代理并提供停止锥度是最佳选择。
- 如果药物引起戒断症状的可能性有疑问，请致电当地毒物控制中心或与当地毒理学家讨论药物。

毒理学
- 精神状态改变的鉴别诊断应包括戒断或停药综合征；
- 在评估有药物中毒症状或提示戒断综合征的患者时，应考虑不常见或不常见的药物；
- 在许多情况下，重新启动违规代理并提供停止锥度是最佳选择；
- 在确定家庭用药时，联系患者的药房非常有帮助。

参考文献

［1］ Graudins A，Stearman A，Chan B. Treatment of the serotonin syndrome with cyproheptadine. J Emerg Med，1998，16(4)：615-619.

［2］ Lappin R，Auchincloss E. Treatment of the serotonin syndrome with cyproheptadine. N Engl J Med，1994，331：1021-1022.

［3］ Homnick D，Homnick B，Reeves A，et al. Cyproheptadine is an effective appetite stimulant in cystic fibrosis. PediatrPulmonol，2004，38(2)：129-134.

［4］ Madani S，Cortes O，Thomas R. Cyproheptadine use in children with functional gastrointestinal disorders. J Pediatr Gastroenterol Nutr，2015.［Epub ahead of print].

［5］ Mahachoklertwattana P，Wanasuwankul S，Poomthavorn P，et al. Short- term cyproheptadine therapy in underweight children：effects on growth and serum insulin-like growth factor-I. J Pediatr Endocrinol Metab，2009，22(5)：425-432.

［6］ Decastro R. Reversal of MAOI-induced anorgasmia with cyproheptadine. Am J

Psychiatry, 1985, 142(6): 783.

[7]　Lewis DW, Diamond S, Scott D, et al. Prophylactic treatment of pediatric migraine. Headache, 2004, 44(3): 230 – 237.

[8]　McCormick S, Olon J, Brotman A. Reversal of fluoxetine induced anorgasmia by cyproheptadine in two patients. J Clin Psychiatry, 1990, 51: 383 – 384.

[9]　Eiland LS, Jenkins LS, Durham SH. Pediatric migraine: pharmacologic agents for prophylaxis. Ann Pharmacother, 2007, 41(7): 1181 – 1190.

[10]　Bille B, Ludvigsson J, Sanner G. Prophylaxis of migraine in children. Headache, 1977, 17: 61 – 63.

[11]　Kapur S, Zipursky R, Jones C, et al. Cyproheptadine: a potent in vivo serotonin antagonist. Am J Psychiatry, 1997, 153(6): 884.

[12]　Rao B, Das D, Taraknath V, et al. A double blind controlled study of propranolol and cyproheptadine in migraine prophylaxis. Neurol India, 2000, 48: 223 – 226.

[13]　Blaustein BS, Gaeta TJ, Balentine JR, et al. Cyproheptadine-induced central anticholinergic syndrome in a child: a case report. Pediatr Emerg Care, 1995, 11(4): 235 – 237.

[14]　Watemberg NM, Roth KS, Alehan FK, et al. Central anticholinergic syndrome on therapeutic doses of cyproheptadine. Pediatrics, 1999, 103(1): 158 – 160.

[15]　Baehr GR, Romano M, Young JM. An unusual case of cyproheptadine (Periactin) overdose in an adolescent female. Pediatr Emerg Care, 1986, 2 (3): 183 – 185.

[16]　Richmond M, Seger D. Central anticholinergic syndrome in a child: a case report. J Emerg Med, 1985, 3(6): 453 – 456.

[17]　De Lucas Taracena MT, Alcaina Prosper T, Huélamo Ortega MJ. Psychotic syndrome after withdrawal of cyproheptadine: remission with olanzapine. Actas Esp Psiquiatr, 2000, 28(4): 270 – 272.

[18]　Bhatia MS, Kaur J, Gautam P. A case of serotonin syndrome following cyproheptadine withdrawal. Prim Care Companion CNS Disord, 2015, 17(3). doi: 10.4088/PCC.14l01762.

[19]　Sternbach H. The serotonin syndrome. Am J Psychiatry, 1991, 148: 705 – 713.

[20]　Dunkley EJ, Isbister GK, Sibbritt D, et al. The hunter serotonin toxicity criteria: simple and accurate diagnostic decision rules for serotonin toxicity. QJM, 2003, 96(9): 635 – 642.

案例 24

透析患者的薄弱环节

1. 地高辛中毒的症状和体征有哪些?
2. 地高辛中毒的机制是什么?
3. 服用哪些药物可能会引起地高辛中毒?
4. 地高辛中毒时应该采取什么治疗措施?
5. 地高辛免疫 Fab 片段如何发挥作用?
6. 地高辛免疫 Fab 片段在慢性中毒中的剂量是如何计算的?
7. 肾功能不全会影响治疗吗?
8. 一旦患者接受地高辛免疫 Fab 片段治疗,应该进行哪些特殊监测?
9. 有没有替代方案可以帮助清除地高辛且不影响无尿患者的肾代谢?
10. 注射地高辛免疫 Fab 片段和进行血浆置换的最佳时机是什么?
11. 与重复给予地高辛免疫 Fab 片段相比,使用血浆置换有成本优势吗?

摘　要：地高辛中毒通常是由于剂量增加、清除受损或与其他药物相互作用而引起。地高辛中毒可能导致心律失常,最有效的治疗方法是注射地高辛特异性抗体。然而,一旦注射抗体,就需要肾从循环中清除药物-抗体复合物。在肾衰竭患者中,一旦抗体与药物分离。可能需要额外的治疗方法,例如血浆置换,以避免出现反复中毒。

关键词：地高辛;血浆置换在毒理学中的应用;免疫球蛋白 Fab 片段

一名 78 岁依赖透析的地高辛中毒男性患者。

现病史

一名有复杂血液透析病史的 78 岁男性,因 2 d 前出现逐渐加重的乏力、恶心和视力减退出现在急诊科。他说,在过去的两天里,从停车场走到商店都很困难,而且今天早上全身虚弱得已经严重到无法坐在床上了。他一直都感到恶心,但没有呕吐。关于他的视力,他说,盯着灯光会产生明亮、模糊的斑点。

该患者最近因医院相关性肺炎以及外科移植感染应用左氧氟沙星和万古霉素后出院。他患有心房颤动,并在血液透析后每周服用 3 次地高辛 0.125 mg。

既往史	终末期肾透析,充血性心力衰竭,心传导阻滞后起搏器置入,冠心病,糖尿病,脑血管意外,深静脉血栓形成和胃肠道出血
用药史	长效胰岛素类似物、地高辛、米多君、赖脯胰岛素、胺碘酮、左甲状腺素、辛伐他汀、坦索罗辛
过敏史	头孢唑啉,氢化可的松,新霉素
家族史	父亲有心脏病病史,母亲有卒中病史
个人史	有吸烟史,否认吸毒史、酗酒史

体格检查

血　压	心　率	呼吸频率	体　温	血氧饱和度
97/47 mmHg	74 次/min	16 次/min	36.5℃	100%（室内空气下）

一般情况:无急性面容;可机警、愉快地互动和交流;轻度恶病质。

头:轻度颞叶萎缩。

眼睛:瞳孔等大等圆,瞳孔反射正常。

耳、鼻、喉:黏膜湿润。

颈部:柔软,无颈静脉怒张。

心血管系统:频率、节律规整,3/6 级粗糙的收缩期吹风样杂音。

肺部:双肺听诊清晰,呼吸音正常。

腹部：柔软、膨隆,有慢性上腹部压痛,无反跳痛。

四肢：双膝关节有 1＋水肿。

神经系统：清醒、警觉,对人、地点、时间定向力正常,轻度构音困难。

实验室检查

钠：131 mmol/L,钾：4.9 mmol/L,肌酐：491.50 μmol/L,地高辛：12 ng/ml。

辅助检查

心电图：宽而复杂的节律。

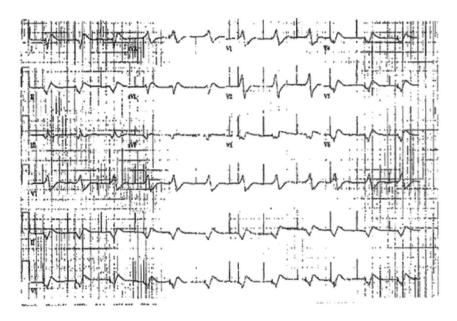

入院病程

在这位患者的治疗中,毒物中心建议监测游离地高辛水平,以更好地评估他的药物负担。入院后 1 d 给予 6 瓶地高辛免疫 Fab 片段,患者的地高辛水平增加至 32.9 ng/ml;然而,游离地高辛水平仅为 1.1 ng/ml。此时,患者的症状完全缓解,如恶心症状缓解、腹痛、阅读能力和自主行走能力改善。回顾他的用药数量以及他的用药史,发现患者错误地每天 3

次服用地高辛,而不是每周服用 3 次。

此时,毒物中心建议在下一次血液透析中考虑多剂量活性炭和血浆置换,以帮助去除地高辛/地高辛免疫 Fab 片段复合物。入院第 4 天,尽管患者在最后一次血液透析中接受了一轮血浆置换,但症状又出现了。此时,实验室检查显示游离地高辛水平为 2.2 ng/ml,重复评估后增加至 2.7 ng/ml。发现总地高辛水平的定量为 22.6 ng/ml,并且在重复检测后发现其降至 12.5 ng/ml;因此证明了地高辛/地高辛免疫 Fab 复合物在该无尿患者中的解离作用。

案例要点

1. 地高辛中毒的症状和体征有哪些?

地高辛中毒通常以心脏症状和心脏外症状来表现。心脏外症状包括视觉障碍(即视力模糊或闪烁、闪光感、光晕和/或颜色紊乱),乏力、厌食、恶心、呕吐和幻觉[1,2]。心脏方面表现,窦性心动过缓是最常见的,但恶性心律失常是最令人担忧的。据报道,地高辛中毒可以引起几乎所有的心律失常。也就是说,应该提醒临床医师注意地高辛中毒的心律失常,包括新发的莫氏Ⅰ型房室传导阻滞,伴或不伴高度房室传导阻滞的加速交界节律,有房室传导阻滞的非房室性心动过速和双向室性心动过速。不归因于地高辛中毒的心律失常可包括任何室上性心动过速伴有快速心室反应和莫氏Ⅱ型房室传导阻滞[1]。

2. 地高辛中毒的机制是什么?

地高辛的治疗效果来源于心肌细胞内钙的增加。这是通过抑制跨膜钠-钾- ATP 酶来实现的,同时跨膜钠-钾- ATP 酶又消除了钠-钙逆向转运蛋白中钙流出所需的钠梯度。这导致细胞收缩的底物——细胞质中钙的增加。治疗剂量的地高辛增加心肌收缩力和每搏输出量。随着细胞内钙的增加,静息膜电位升高,通过 SA 和 AV 节的传导减慢,但增强了自律性和缩短了复极间隔,该药物也具有变时和变流效应。因此,该药物既可用于增加心力衰竭患者的心肌收缩力,又可用于防止室上性心律失常的快速传导。

过量给药时,变时和变流效应被夸大了。窦性心动过缓或房室传导阻滞很常见,并且心肌变得易受影响和易于发生心律失常。在心电图上,这可能表现为 QTc 间期缩短和 ST 段抬高,常被称为"洋地黄效应"。

3. 服用哪些药物可能会引起地高辛中毒?

地高辛是 P 糖蛋白的底物,P 糖蛋白是一种膜结合的转运蛋白,存在于许多器官系统中,包括胃肠道、中枢神经系统和肾。在胃肠道中,P 糖蛋白能够清除药物分子,从而限制药物吸收和全身循环。在肾中,P 糖蛋白增加尿中药物分子的排泄。因此,抑制 P 糖蛋白功能的化学物质可能会增加地高辛的血清浓度水平。例如,地高辛与已知的 P 糖蛋白抑制药(例如胺碘酮、维拉帕米和奎尼丁)的联合使用可以通过增加肠吸收和降低肾清除来增加血清地高辛浓度[1]。该患者服用胺碘酮,这可能增加了地高辛中毒的风险。

4. 地高辛中毒时应该采取什么治疗措施?

在地高辛严重中毒的情况下,给予地高辛免疫 Fab 片(DIGIBIND®,DigiFab™)可以挽救生命。在本案例中,患者目前有高钾血症,血钾水平为 4.9 mmol/L,地高辛水平为 12.0 ng/ml,提示有严重的中毒症状。心律失常的存在很可能被患者的起搏器掩盖,不应排除使用解毒药。

5. 地高辛免疫 Fab 片段是如何发挥作用?

地高辛免疫 Fab 片段是地高辛的特异解毒药。它是从绵羊血清中提取的地高辛-半抗原复合物免疫。通过酶降解将 Fab 片段分离成更小、更少的抗原分子和更多的移动分子,这些分子能够与地高辛结合,并迅速从其活性结合位点上去除地高辛;从而将其分离到细胞外[3]。

6. 地高辛免疫 Fab 片段在慢性中毒中的剂量是如何计算的?

可以使用以下公式计算完全逆转地高辛中毒的免疫 Fab 小瓶(每小瓶 40 mg)的数量:

$$剂量(小瓶数)=\frac{地高辛浓度(ng/ml)\times 患者的体重(kg)}{100}$$

对于地高辛浓度未知的不稳定患者,6 小瓶的经验性给药是一种替代方法。

使用地高辛治疗的患者可能患有严重的基础疾病。突然完全逆转可能导致其先前控制的症状急剧失代偿。部分逆转,总剂量减少 20％～25％,被认为是一种治疗中毒的方法,同时继续控制患者的基础疾病。

对于这位患者:

$$计算剂量(小瓶数)=\frac{12 \text{ ng/1}\times 65 \text{ kg}}{100}=7.8 \text{ 瓶}$$

完全逆转的计算剂量为 8 瓶,然而,考虑到他已知的心房颤动以及充血性心力衰竭失代偿期,最终推荐 5～6 小瓶的部分逆转(即减少 25％)。

7. 肾功能不全会影响治疗吗?

肾脏代谢主要负责地高辛以及地高辛/地高辛免疫 Fab 片段复合物的清除。因此,肾功能不全导致地高辛和地高辛/地高辛免疫 Fab 片段复合物的清除受损[3]。评估年龄和肾损伤是否改变地高辛药动学的研究表明,老年人和(或)肾受损者应该没有剂量变化[4]。在肾病终末期,肾衰竭导致地高辛/地高辛免疫 Fab 片段不能清除,并且在 1～8 d 内发生游离地高辛的反弹。这种反弹导致症状反复,可能需要重新注射地高辛免疫 Fab 片段[3,5]。

8. 一旦患者接受地高辛免疫 Fab 片段治疗,应该进行哪些特殊监测?

地高辛/地高辛 Fab 复合物没有药理活性,因此,对该复合物的测量不能提供对活性地高辛水平的了解。在应用地高辛免疫 Fab 片段后,地高辛浓度的经典测量值趋于显著升高,因为除了地高辛/地高辛免疫 Fab 片段复合物之外它还在测量游离地高辛。因此,准确的测量应该着眼于游离的地高辛浓度,然而,这种测试并不常见,临床医师需要联系实验室人员,以确保其可用,并在临床相关时间范围内记录结果[3]。

9. 有没有替代方案可以帮助清除地高辛且不影响无尿患者的肾代谢?

一些案例评估了使用血浆置换治疗地高辛中毒的方法。血浆置换涉及从血浆中去除地高辛/地高辛免疫 Fab 复合物,在无法真正排出该复合物的患者中,该复合物已被隔离[5,6]。

另一种治疗肾衰竭时地高辛中毒的方法是使用木炭或多剂量活性炭肠透析。在木炭肠道透析中,较高浓度的腔内木炭会在血浆和肠腔之间形成梯度,从而使药物重新分布并与木炭结合。其他数据表明,地高辛可能会在肠道内分泌活性物质;因此,木炭可能会阻止进一步的再吸收[2]。

10. 注射地高辛免疫 Fab 片段和进行血浆置换的最佳时机是什么?

尽管数据有限,但从理论上讲,血浆置换对地高辛免疫 Fab 片段给药的时间应反映出结合地高辛水平达到峰值的时间。因此,血浆置换最好在地高辛免疫 Fab 片段给药 1～3 h 内进行,以便在清除之前结合血浆中尽可能多的复合物[6]。

11. 与重复给予地高辛免疫 Fab 片段相比,使用血浆置换有成本优势吗?

地高辛免疫 Fab 片段的成本因机构而异。然而,据报道,每 40 mg 小瓶的价格为 2 725 美元[7]。血浆置换的费用也因机构而异,但已公布的报道显示费用为 4 099 美元。该费用包括一轮血浆置换和作为治疗一部分所需的替代白蛋白[8]。因此,如果患者需要重新给药,至少需要 2 瓶地高辛免疫 Fab 片段,那么解毒药的成本已经超过了一轮血浆去除术的成本。在血液透析依赖性终末期肾病的情况下很少出现地高辛中毒。然而,与重复给予免疫 Fab 片段相比,理想情况下在 3 h 内使用血浆置换可提供成本优势。

案例结论

毒物中心的建议包括重复给予 3 个小瓶地高辛免疫 Fab 片段,以及在地高辛免疫 Fab 片段给药后 3 h 内进行血浆置换。在再次给予地高辛免疫 Fab 片段以及进行血浆置换后,患者的症状得到缓解,他的游离地高辛水平为 1.8 ng/ml。观察患者夜间没有症状,并且在没有地高辛作为处方药物的情况下出院。

特殊专业指导

毒理学
- 确保在接下来的 1～8 d 内对地高辛免疫 Fab 治疗的无尿患者复杂解离的体征和症状进行监测。
- 如果症状重现，患者需要重新给予地高辛免疫 Fab 片段。
- 监测游离地高辛浓度。
- 考虑无尿患者的替代清除方式：
  —血浆置换
  —多剂量活性炭

肾病学
- 评估地高辛治疗血液透析困难患者的适当性。
- 在确定地高辛水平升高时，考虑咨询医学毒物学家。
- 当患者接受下一次血液透析治疗时，考虑使用血浆置换法治疗地高辛水平升高。

参考文献

[1] Bauman JL, Didomenico RJ, Galanter WL. Mechanisms, manifestations, and management of digoxin toxicity in the modern era. Am J Cardiovasc Drugs, 2006, 6(2): 77 - 86.

[2] Critchley JA, Critchley LA. Digoxin toxicity in chronic renal failure: treatment by multiple dose activated charcoal intestinal dialysis. Hum Exp Toxicol, 1997, 16: 733 - 735.

[3] Ujhelyi MR, Robert S, Cummings DM, et al. Influence of digoxin immune Fab therapy and renal dysfunction on the disposition of total and free digoxin. Ann Intern Med, 1993, 119: 273 - 277.

[4] Renard C, Grene-Lerouge N, Beau N, et al. Pharmacokinetics of digoxin-specific Fab: effects of decreased renal function and age. Br J Clin Pharmacol, 1997, 44(2): 135 - 138.

[5] Rabetoy GM, et al. Treatment of digoxin intoxication in a renal failure patient with digoxin-specific antibody fragments and plasmapheresis. Am J Nephrol, 1990, 10: 518 - 521.

[6] Zdunek M, Mitra A, Mokrzycki MH. Plasma exchange for the removal of

digoxin-specific anti body fragments in renal failure: timing is important for maximizing clearance. Am J Kidney Dis, 2000, 36(1): 177 - 183.

[7]　Lexicomp. Digoxin Immune Fab. Pricing: US, 2015 Accessed 02 Sept 2015.

[8]　Heatwole C, Johnson N, Holloway R, et al. Plasma exchange vs. intravenous immunoglobulin for myasthenia gravis crisis: an acute hospital cost comparison study. J Clin Neuromuscul Dis, 2011, 13(2): 85 - 94.

案例 25

高乳酸血症

1. 高乳酸血症的鉴别诊断有哪些？
2. 为什么患者的乳酸水平会升高？
3. 哪些临床特征提示盐酸克伦特罗中毒？
4. 丙泊酚输注综合征是什么？
5. 描述氰化物中毒的主要特征。
6. 氰化物引起乳酸升高的机制是什么？
7. 还应该关注哪些线粒体毒素，以及它们是如何引起乳酸性酸中毒的？
8. 抗冻剂产品如何引起乳酸水平升高？
9. 肠外碳酸氢盐可治疗乳酸性酸中毒吗？
10. 乳酸升高的非毒理学原因有哪些？

摘　要：本案例为一名 18 岁男性因持续哮喘于急诊科就诊。患者在入院的 8 h 内发生高乳酸血症。本章回顾了关于丙泊酚输注综合征、酒精中毒相关高乳酸血症、克仑特罗暴露和线粒体毒素的引起高乳酸血症的具体讨论。

关键词：高乳酸血症；茶碱；沙丁胺醇；氰化物中毒

现病史

一名 18 岁男性因重度哮喘急性发作被紧急医疗系统送至急诊科就诊。主诉打篮球时出现呼吸急促，否认近期有发热、流涕、咽痛、畏寒等不适以及否认娱乐毒品、化学品及烟雾接触史。

既往史	哮喘
用药史	沙丁胺醇吸入、孟鲁司特
过敏史	不明药物变态反应
个人史	否认吸烟,喝酒或其他药物滥用,大学期间曾在服装店担任售货员

体格检查

血　压	心　率	呼　吸	血氧饱和度
163/80 mmHg	135 次/min	27 次/min	15 L/min（面罩吸氧氧饱 81%）

一般情况：因严重的呼吸窘迫处于濒死状态。

皮肤：温暖,轻度发汗,略带花斑。

肺部：双肺可闻及哮鸣音,辅助呼吸肌辅助呼吸和呼吸急促。无喘鸣。

心血管系统：心动过速；无心脏杂音、奔马律或摩擦音。

腹部：腹部柔软,无压痛,无膨隆,肠鸣音正常。

四肢：无创伤,无水肿。

神经系统：清醒、警觉、面向人和地点焦虑。无肉眼可见的局灶神经体征。

实验室检查

钠	钾	氯	二氧化碳结合力
140 mmol/L	3.2 mmol/L	102 mmol/L	21 mmol/L

血尿素氮	肌　酐	葡萄糖
3.92 mmol/L	79.56 μmol/L	172 mg/dL

茶碱浓度：7.5 μg/ml

动脉血气：pH：7.18,二氧化碳分压：57,氧分压：121,动脉血氧饱和度：99%

静脉血氧饱和度：98％

乳酸：7.6 mmol/L

入院病程

为了避免插管，入院后给予患者持续沙丁胺醇雾化、皮下注射肾上腺素、静滴甲泼尼龙、硫酸镁和茶碱等治疗。最终，他因呼吸衰竭而插管，双肺仍有呼吸不畅和闻及喘息。在插管和麻醉时，患者每 30 min 接受一次静脉注射茶碱和雾化沙丁胺醇治疗。同时输注芬太尼和咪达唑仑镇静。

由于进一步实验室检查显示静脉血氧饱和度较高，且患者的乳酸浓度在起病 8 h 内不断升高，危重监护团队最初担心可能发生氰化物中毒。插管后 10 h 对患者进行毒理学检查并询问患者。

在接下来的 6 h，患者呼吸状况有所改善，雾化沙丁胺醇治疗和茶碱给药逐渐减少。随着肾上腺素能药物停药，患者乳酸浓度改善。停用茶碱和沙丁胺醇 12 h，患者的乳酸为 0.2 mmol/L，静脉血气为：pH：7.4，二氧化碳分压：43，氧分压：46。

毒理学咨询时的体格检查

血　压	心　率	呼吸频率	血氧饱和度
122/50 mmHg	118 次/min	18 次/min	100％

一般情况：处于插管麻醉和镇静状态。

皮肤：温暖干燥，颜色正常。

心血管系统：心动过速，未闻及杂音、奔马律或摩擦音。

四肢：可触及水冲脉。

肺部：双肺可闻及弥漫性哮鸣音，但可观察到空气流动。

腹部：腹软，无压痛，无膨隆。肠鸣音活跃。

神经系统：GCS 评分 3 分。

案例要点

1. 高乳酸血症的鉴别诊断有哪些？

● 组织或肠道缺血

- 丙泊酚输注综合征
- 二甲双胍中毒
- 布洛芬剂量过量
- 丙二醇中毒
- 误食甲醇
- 克伦特罗中毒
- β激动药效应（具有左向右分流）
- 吸入磷化氢气体
- 直接线粒体毒素
  —氰化物中毒
  —叠氮化钠中毒
  —硫化氢中毒
  —二硝基酚暴露

2. 为什么患者的乳酸水平会升高？

- 插管前，患者得到多种肾上腺素能药物治疗，这些药物可能会导致高乳酸血症进一步加重。
- 接受高剂量β激动药可显著升高乳酸[1-4]。
- 已有文献报道β激动药可引起高乳酸血症，这种现象在人体研究中已重现[5,6]。
- 这种现象往往在治疗的头几小时内发生。
- 一项针对急性重症哮喘急性发作患者的前瞻性研究发现，血清沙丁胺醇水平升高是乳酸水平升高的预测因子。本研究中，高乳酸血症与住院率增加或 3 h FEV1 降低无关[7]。
- 有文献报道乳酸升高可能导致临床病情恶化，因为患者对乳酸相关的代谢性酸中毒进行了补偿[1,8]。
- 减少并最终中止β激动药治疗可减轻和缓解高乳酸血症。
- 确切的生理学尚未确定，但主要怀疑与β介导的细胞代谢效应直接有关[9]。
- 具体来说，糖原分解和糖酵解增加（使骨骼肌释放乳酸），这可能是β激动药诱导的血浆乳酸浓度升高[9]。

3. 哪些临床特征提示盐酸克仑特罗中毒?

- 盐酸克仑特罗是一种健美运动员使用的 β 激动药,非法用作减肥补充剂,也用于增加牛的体重[10,11]。

- 也发现它是非法药物的掺杂物例如海洛因[12,13]。

- 中毒症状包括:
  —心动过速
  —恶心和腹泻
  —震颤
  —高血压
  —白细胞增多
  —低钾血症

4. 丙泊酚输注综合征是什么?

- 长期输注丙泊酚患者可出现此综合征[14,15]。

- 患者发生显著的代谢性酸中毒伴乳酸升高,认为是由于线粒体对游离脂肪酸的代谢/利用改变所致。

- 患者可有心律失常,并常发生右束支传导阻滞。

- 其他症状还包括:
  —肌肉退化伴肌红蛋白尿或横纹肌溶解证据
  —心动过缓对治疗抵抗,可进展为心脏停搏
  —高脂血症

5. 描述氰化物中毒的主要特征。

- 通常,从氰化物暴露算起,临床效果的发生非常迅速(几秒到几分钟)。

- 然而,代谢成氰化物的化合物[如苦杏仁苷或亚麻苦苷(氰基糖苷)]发生中毒的时间较长。

- 中毒症状不典型,但氰化物中毒以神经和心血管症状最为显著。主要包括:
  —精神状态改变,如激越和意识模糊
  —癫痫发作
  —昏迷

—低血压和心动过缓

- 除了神经系统和心血管系统症状外,摄入氰化物盐还可能发生胃肠道症状,如腹痛、恶心和呕吐。
- 实验室检查结果包括:
  —乳酸显著升高(>10 mmol/L)
  —代谢性酸中毒伴阴离子间隙
  —静脉氧含量增高

6. 氰化物引起乳酸升高的机制是什么?

- 氢离子通过电子传递链的细胞色素 a_3 在线粒体内膜上的运动是产生 ATP 的最后一个重要步骤
- 氰化物抑制电子传递链中细胞色素 a_3 处细胞色素氧化酶的活性,最终抑制 ATP 生成。
- 如果不能产生 ATP,就会发生无氧呼吸,丙酮酸生成乳酸,导致高乳酸血症。

7. 还应该关注哪些线粒体毒素,以及它们是如何引起乳酸性酸中毒的?

- 除了氰化物外,还有许多线粒体毒素。
- 一氧化碳、甲醇、磷化氢气体和叠氮化钠都是线粒体毒素,特异性抑制细胞色素 a_3。
- 水杨酸盐、二硝基酚和五氯苯酚是属于电子传递链解偶联剂的线粒体毒素。
- 鱼藤酮是一种植物衍生的鱼毒物,也是一种 NADH‐CoQ 还原酶抑制剂。当 NADH‐CoQ 还原酶被抑制时,电子传递链活性也被抑制。
- 任何对电子传递链活性的干扰抑制都会抑制氧化代谢。
- 通过抑制氧化代谢,细胞被迫进行无氧代谢,丙酮酸转化为乳酸生成少量腺苷三磷酸。
- 循环中乳酸的增加是线粒体毒素最显著的作用之一。

8. 抗冻剂产品如何引起乳酸水平升高?

- 乙二醇

—乙二醇被代谢为乙醇酸和草酸。

—乙二醇严重中毒患者的乳酸浓度较高。

—检测可出现假阳性。一些实验室检测实际上将乙醇酸盐作为乳酸。

—试验中的交叉反应性是由于乙醇酸盐和乳酸盐之间的结构相似性所致。

—乙醇酸盐浓度与乳酸浓度假阳性之间存在线性关系[16]。

- 丙二醇

—丙二醇作为环保防冻剂出售。

—也被用作许多静脉注射药物的稀释剂(例如依托咪酯、劳拉西泮、苯妥英钠、地西泮)。

—丙二醇被代谢物乳酸。正常情况下,肝通过科里循环将乳酸转化为丙酮酸。

—在摄入大量丙二醇时,乳酸浓度可能升高,也可能是由于乳酸盐转化为丙酮酸盐的能力下降而保持较高水平。

—在接受大量含有丙二醇作为稀释剂的药物的重症患者中也观察到了相同的效应。机械通气期间接受高剂量劳拉西泮镇静的患者就是一个例子。

—如果患者的肝肾功能正常,一旦停用引起乳酸升高的药物,就可迅速清除乳酸。对于肾和肝功能衰竭患者,其清除时间延长,在极少数情况下,推荐血液透析以辅助清除乳酸。

9. 肠外碳酸氢盐可治疗乳酸性酸中毒吗?

- 对于这个问题没有确切的答案。

- 研究未发现接受碳酸氢钠治疗的患者对儿茶酚胺的反应性增加有任何益处[17]。

- 用肠外碳酸氢盐治疗乳酸性酸中毒可引起[17]:

—颅内压增高

—液体超负荷

—电解质紊乱

—高渗

—脓毒性休克患者的结局更差[18]

—然而,有些医师认为使用碳酸氢钠治疗对乳酸性酸中毒可能有好处,但是这种措施是暂时的,而不是彻底的[17,19]。

10. 乳酸升高的非毒理学原因有哪些?

- 癫痫发作
- 休克伴灌注不足
- 缺血(肠系膜或肢体)
- 肝功能不全
- 先天性代谢障碍
- 硫胺素缺乏
- 酮症酸中毒

案例结论

　　该案例的患者表现为哮喘持续状态。在急诊科患者接受了 β 激动剂的治疗,随后因呼吸衰竭插管。在他住院的前几个小时,他继续接受多次 β 激动药并出现高乳酸血症。在这种情况下,乳酸升高与 β 激动剂有关。患者因出现高乳酸血,停用 β 激动剂治疗最终他完全康复。

特殊专业指导

内科学/家庭医学

- 在对您的患者继续使用 β 激动剂时,需要明确给药剂量和给药次数。
- 如果需要超频率处方使用沙丁胺醇的患者时,应由医师或其他医疗保健提供者进行评估。
- 住院患者接受大量如沙丁胺醇或茶碱等 β 受体激动药治疗可发生乳酸性酸中毒。
- 一般来说,随着患者 β 激动药需要量减少,他/她的乳酸性酸中毒会消失。肾功能衰竭患者不易清除乳酸,可能会延迟乳酸性酸中毒的改善。
- 高乳酸血症有许多潜在原因,应对每例乳酸显著升高的案例进行审查,以确保无漏诊。

儿科学

- 在对您的患者继续使用 β 激动药时,需要明确给药剂量和给药次数。
- 如果需要超频率处方使用沙丁胺醇的患者时,应由医师或其他医疗保健提供者进行评估。
- 住院患者接受大量如沙丁胺醇或茶碱等 β 受体激动药治疗可发生乳酸性酸中毒。
- 一般来说,随着患者 β 激动药需要量减少,他/她的乳酸性酸中毒会消失。肾功能衰竭患者不易清除乳酸,可能会延迟乳酸性酸中毒的改善。
- 高乳酸血症有许多潜在原因,应对每例乳酸显著升高的案例进行审查,以确保无漏诊。

急诊医学

- 需详细询问病史和服药史。
- 此外,要注意那些处于濒死状态需要大剂量使用 β 受体激动药的患者,因为他们可能发生乳酸血症。
- β 激动药治疗对乳酸血症的治疗是有利的。
- 肠外碳酸氢钠治疗几乎没有作用。
- 随着患者对 β 激动药的需求降低,其乳酸浓度也降低。
- 除了其他药物外,一些胃肠外药物可引起乳酸性酸中毒。

毒理学

- 重要的是要获得详尽的病史、家庭用药史、个人史(家庭成员的特殊爱好)以及任何可能的环境暴露信息。
- 在医院时要注意审核给予患者的所有药物。
- 如果发现患者有严重的高乳酸血症,应考虑其他病因,如克伦特罗中毒、丙泊酚输注综合征、过量使用丙二醇或氰化物中毒等。

参考文献

[1] Dodda V, Spiro P. Can albuterol be blamed for lactic acidosis? Respir Care, 2012, 57(12): 2115 - 2118.

[2] Manthous C. Lactic acidosis in status asthmaticus. Chest, 2001, 119: 1599 – 1602.

[3] Maury E, Ioos V, Lepecq B, et al. A paradoxical effect of bronchodilators. Chest, 1997, 111(6): 1766 – 1767.

[4] Stratakos G, Kalomenidis J, Routsi C, et al. Transient lactic acidosis as a side effect of inhaled salbutamol. Chest, 2002, 122(1): 385 – 386.

[5] Phillips PJ, Vedig AE, Jones PL, et al. Metabolic and cardiovascular side effects of the β2-adrenoceptor agonists salbutamol and rimiterol. Br J Clin Pharmacol, 1980, 9: 483 – 491.

[6] Rodrigo GJ, Rodrigo C. Elevated plasma lactate level associated with high dose inhaled albuterol therapy in acute severe asthma. Emerg Med J, 2005, 22: 404 – 408.

[7] Lewis LM, Ferguson I, House SL, et al. Albuterol administration is commonly associated with increases in serum lactate in patients with asthma treated for acute exacerbation of asthma. Chest, 2014, 145(1): 53 – 59.

[8] Prakash S, Mehta S. Lactic acidosis in asthma: report of two cases and review of the literature. Can Respir J, 2002, 9(3): 203 – 208.

[9] Chasiotis D, Sahlin K, Hultman E. Regulation of glycogenolysis in human muscle in response to epinephrine infusion. J Appl Physiol Respir Environ Exerc Physiol, 1983, 54(1): 45 – 50.

[10] Daubert GP, Mabasa VH, Leung VW, et al. Acute clenbuterol overdose resulting in supraventricular tachycardia and atrial fibrillation. J Med Toxicol, 2007, 3: 56 – 60.

[11] Ramos F, Silveira I, Silva JM, et al. Proposed guidelines for clenbuterol food poisoning. Am J Med, 2004, 117: 362.

[12] Hoffman RJ, Hoffman RS, Freyberg CL, et al. Clenbuterol ingestion causing prolonged tachycardia, hypokalemia, and hypophosphatemia with confirmation by quantitative levels. J Toxicol Clin Toxicol, 2001, 39: 3390 – 3444.

[13] Hoffman RS, Kirrane BM, Marcus SM, et al. A descriptive study of an outbreak of clenbuterol-containing heroin. Ann Emerg Med, 2008, 52(5): 548 – 553.

[14] Bray RJ. Propofol infusion syndrome in children. Paediatr Anesthe, 1998, 8: 491 – 499.

[15] Kang TM. Propofol infusion syndrome in the critically ill patient. Ann Parmacother, 2002, 36: 1453 – 1456.

[16] Manini AF, Hoffman RS, McMartin KE, et al. Relationship between serum glycolate and falsely elevated lactate in severe ethylene glycol poisoning. J Anal Toxicol, 2009, 33(3): 174 – 176.

[17] Forsythe SM, Schmidt GA. Sodium bicarbonate for the treatment of lactic acidosis. Chest, 2000, 117(1): 260 – 267.

［18］ Boyd JH，Walley KR. Is there a role for sodium bicarbonate in treating lactic acidosis from shock? Curr Opin Crit Care，2008，14：379 - 383.

［19］ Kraut A，Kurtz I. Use of base in the treatment of severe acidemic states. Am J Kidney Dis，2001，38(4)：703 - 727.

案例 26

阿片类戒毒患者的心动过速

1. 哪些药物可诱发和治疗尖端扭转型室性心动过速?
2. 伊波加因是什么?
3. 阿片类药物解毒药伊波加因的基本原理是什么?
4. 伊波加因的典型剂量和典型的解毒方案是什么?
5. 伊波加因在美国应用是否合法?
6. 伊波加因的作用机制是什么?
7. 与伊波加因相关的潜在毒性是什么?

摘　要：一名 63 岁的男性在阿片类戒毒机构因发现心动过速后到急诊科就诊。他开始接受一种相对独特的阿片戒毒疗法是伊波加因。然而,在急诊科进行体格检查时,患者除了心动过速尚无症状。到医院后不久,他出现了尖端扭转型室性心动过速。本案例讨论药物引起的尖端扭转以及对伊波加因的详细讨论。

关键词：伊波加因;阿片解毒;心动过速;尖端扭转

现病史

一名 63 岁男性患者在戒毒机构发现心动过速,最大心率 200 次/min,随后呼叫紧急急救中心到急诊科就诊。患者既往体健,除阿片类药物滥用史外无任何重大疾病。

在进入戒毒机构之前,他一直在接受美沙酮维持治疗,口服美沙酮 34 mg/d。然而据患者口述 1 个月前他已自行停用。在急诊科就诊前 3 d,患者开始接受吗啡治疗,剂量为 50 mg/d,在此次就诊前 15 h,患者开始接受药物解毒治疗。

既往史	阿片药物滥用
用药史	否认
过敏史	不明药物变态反应
个人史	阿片类药物滥用史＋吸烟史

体格检查

血　压	心　率	呼吸频率	体　温	血氧饱和度
110/70 mmHg	40 次/min	16 次/min	37℃	99%（室内空气下）

一般情况:清醒和警觉。

心血管系统:心动过速。

肺部:呼吸音清晰。

腹部:腹部柔软,无压痛。

脉搏:双侧对称可触及足背动脉和桡动脉脉搏。

神经系统:正常。

实验室检查

白细胞	血红蛋白	血小板
9.9×10^9/L	130 g/L	200×10^9/L

钠	钾	氯	二氧化碳结合力
138 mmol/L	4.1 mmol/L	102 mmol/L	30 mmol/L

血尿素氮	肌　酐	葡萄糖
4.27 mmol/L	79.56 μmol/L	8.56 mol/L

镁：0.95 mmol/L

对乙酰氨基酚、水杨酸盐和乙醇未检出

辅助检查

头部 CT：未发现出血或肿块。

入院病程

到达急诊科时，患者有心动过缓，心率为 36 次/min。心电图提示 QT 间期延长，校正 QT 间期为 498 ms（图 26-1）。此后不久，曾 2 次发作尖端扭转型室性心动过速，伴有意识丧失（图 26-2）。此外，他还多次发作间歇性依赖性尖端扭转性室性心动过速。这些发作中至少有 1 次与肌阵挛性抽搐和可能的癫痫发作活动相关。给予患者 2 g 硫酸镁静脉注射，并被送入重症监护室。

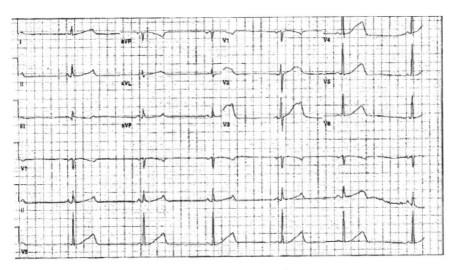

图 26-1　急诊科初始心电图

患者持续出现间歇性依赖性室性心动过速，因此置入临时起搏器。为了避免戒毒期间出现腹泻，戒毒机构在开始戒毒药物治疗前给予泻药。泻药导致低钾血症，治疗有些困难。患者的心律失常持续数天，最终在入院第 5 天缓解，QT 间期在入院第 6 天恢复正常。

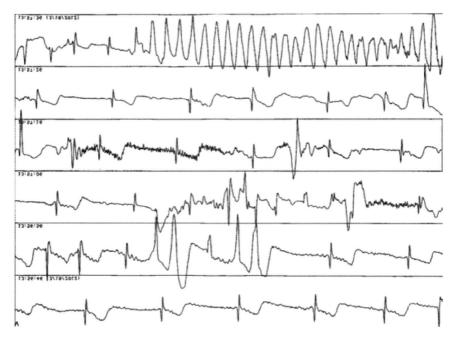

图 26-2 急诊科的遥测条带显示尖端扭转性室速发展

除此之外还获得了关于戒毒方案的其他信息。该患者接受了 4 次伊波加因(10.5 mg/kg)和伊波加木树皮根提取物(14 mg/kg)治疗。伊波加木的树皮根提取物是由 20％～40％伊波加因,10％～13％其他生物碱组成。因此,他在急诊科就诊时,共接受了 750 mg 的伊波加因和 1 g 的提取物。两种药物的末次给药是在入院前 3 h。

案例要点

1. 哪些药物可诱发和治疗尖端扭转型室性心动过速?

几乎任何可诱导 QT 间期延长的药物,理论上都能引起尖端扭转型室性心动过速。然而,在药物过量时引起 QT 间期延长和心动过速的患者往往尖端扭转发生率较低。下表列出了可引起扭转的常见药物。

外源性物质引起扭转的常见原因

抗心律失常药	精神科药物	其　他
胺碘酮	氨磺必利	砷
莫雷西嗪	氟哌啶醇	阿司咪唑
普鲁卡因胺	氯丙嗪	氯喹
奎尼丁	西酞普兰	西沙必利
索他洛尔	奋乃静	苯海拉明
	喹硫平	红霉素
	替沃噻吨	吲达帕胺
	甲硫哒嗪	喷他脒
	三环类抗抑郁药	普鲁氯嗪
	三氟拉嗪	特非那定
	齐拉西酮	铊

尖端扭转型室性心动过速的治疗最好用 2～4 g 硫酸镁静脉推注。超速起搏是另一种选择。

2. 伊波加因是什么？

伊波加因是一种来自西非灌木丛的精神活性吲哚生物碱。传统上，它被西非的布维提人用于宗教仪式。已被西方医学熟知了一个多世纪，并于 20 世纪 20 年代在法国作为兴奋药上市。然而在 20 世纪 60 年代，人们开始对其精神活性的特性进行实验，无意中发现海洛因使用者用伊波加因代替海洛因后并没有表现出戒断症状[1]。

3. 阿片类药物解毒药伊波加因的基本原理是什么？

伊波加因的抗成瘾性的发现归功于 1962 年的霍华德·洛茨夫（Howard Lotsof），他是纽约市的一名海洛因吸食者，他组织并参与了一个试验各种精神活性化学物质以寻找具有心理益处的药物的小组。这个小组的 20 个人中，有 7 人依赖海洛因；最初服用伊波加因时，5 人报道说他们此后至少 6 个月内完全弃用海洛因。洛茨夫自己指出，虽然未使用海洛因超过 30 h，但他在使用伊波加因期间未出现海洛因戒断或渴求[1]。

动物研究显示，伊波加因和诺里博加因（一种活性代谢物）给药后吗啡和可卡因自给药量减少[2]。然而,人体实验数据却有限。

4. 伊波加因的典型剂量和典型的解毒方案是什么?

伊波加因单次口服常用剂量为 10 mg～25 mg/kg,主要用于阿片类药物解毒。它最常用的形式是盐酸盐,通常用的浓度为 95％～98％[3]。伊波加因也可以以生物碱提取物或干燥根的形式使用。在非医疗环境中使用伊波加因的医务人员占治疗的大多数。在这些情况下,伊波加因由在私人场所照顾患者的非医务人员管理[3]。大多数医疗机构行预处理心电图和基础实验室检查。在圣凯特和墨西哥的诊所里,阿片类药物依赖患者通常将其转换为等效剂量的口服短效阿片类药物。开始伊波加因治疗前,所有中枢作用药物均逐渐减量并停用至少 3 个半衰期。这些中心的评估通常包括预处理动态心电图监测和 12 导联心电图以及治疗期间的持续生命体征监测[4]。

5. 伊波加因在美国应用是否合法?

伊波加因在美国是 I 类物质,同样,在法国、丹麦、瑞典、比利时、瑞士和澳大利亚也是非法的。然而,它在大多数国家是不受管制的。美国公民可以在国外或通过互联网获得伊波加因。最近的案例报道表明,患者可能是在互联网上购买伊波加因,同时在没有治疗师或指导师指导下使用它[5]。

6. 伊波加因的作用机制是什么?

伊波加因及其活性代谢产物的作用机制尚未完全阐明。伊波加因和诺里博加因彼此有不相同的受体。两者均与 NMDA、烟碱(nACh)、σ、μ和 κ 阿片受体相互作用。伊波加因是一种比诺里博加因更强效的 NMDA受体拮抗剂。两者均作用于阿片受体,阿片受体信号的改变可能是其治疗作用的基础。尽管伊波加因的亲脂性高于诺里博加因,但诺里博加因似乎对 μ 受体的作用更大[6]。然而,最近的数据表明这两种物质可能不是 μ 受体激动剂[7]。确切的受体相互作用和信号通路目前仍不清楚。伊波加因还可引起突触 5-羟色胺的释放,阻止 5-羟色胺再摄取,并可作为5-羟色胺受体激动药,这可能介导其致幻作用[8]。

7. 与伊波加因相关的潜在毒性是什么？

　　伊波加因与几例猝死的关系。对 1990 年至 2008 年间所有报道案例进行了系统综述发现，服用伊波加因后共发生 19 例死亡，主要是阿片类药物戒毒或酒精依赖治疗。其中 14 例案例的尸检数据证明，死者因患有既存疾病或额外摄入其他药物（如阿片类药物和可卡因）而受到损害。主要的尸检发现问题在心血管系统，包括冠状动脉硬化、高血压、心肌梗死、心肌肥大和扩张型心肌病。然而，在一些案例中也发现了肝疾病，包括肝炎、肝硬化和脂肪变性[9]。该研究促进了伊波加因在社区治疗前筛查检查的发展。

　　常见的不良反应为恶心、呕吐和令人不安的幻觉。最值得关注的是 QT 间期延长，可能导致致死性心律失常。大量案例报道显示 QT 间期延长，随后发生尖端扭转型室性心动过速心律失常[10-13]。体外研究表明伊波加因可能抑制心脏组织中的 hERG 钾通道，这也是可以解释的一种现象[14-17]。

特殊专业指导

急诊医学

- 许多药物（包括伊波加因）可导致尖端扭转型室性心动过速。
- 尖端扭转型室速最好的治疗方法是静脉推注硫酸镁。

成瘾医学

- 伊波加因可引起钾通道阻滞从而导致 QT 间期延长和增加尖端扭转风险。

危重症医学

- QT 间期延长是与伊波加因相关的最常见不良反应之一。
- 急诊医学、成瘾医学、心脏病学、重症监护。

参考文献

［1］ Brown TK. Ibogaine in the treatment of substance dependence. Curr Drug Abuse Rev，2013，6(1)：3 - 16.

［2］ Glick SD, Maisonneuve IS. Mechanisms of antiaddictive actions of ibogaine. Ann N Y Acad Sci, 1998, 844: 214 - 226.

［3］ Alper KR, Lotsof HS, Kaplan CD. The ibogaine medical subculture. J Ethnopharmacol, 2008, 115(1): 9 - 24. Epub 2007.

［4］ Mash DC, Kovera CA, Pablo J, et al. Ibogaine: complex pharmacokinetics, concerns for safety, and preliminary efficacy measures. Ann N Y Acad Sci, 2000, 914: 394 - 401.

［5］ O'Connell CW, Gerona RR, Friesen MW, et al. Internet-purchased ibogaine toxicity confirmed with serum, urine, and product content levels. Am J Emerg Med, 2015, 33(7): 985.e5 - 6.

［6］ Maciulaitis R, Kontrimaviciute V, Bressolle FM, et al. Ibogaine, an anti-addictive drug: pharmacology and time to go further in development. A narrative review. Hum Exp Toxicol, 2008, 27(3): 181 - 194.

［7］ Antonio T, Childers SR, Rothman RB, et al. Effect of Iboga alkaloids on μ-opioid receptor-coupled G protein activation. PLoS One, 2013, 8(10): e77262.

［8］ Mash DC, Kovera CA, Buck BE, et al. Medication development of ibogaine as a pharmacotherapy for drug dependence. Ann N Y Acad Sci, 1998, 844: 274 - 292.

［9］ Alper KR, Stajić M, Gill JR. Fatalities temporally associated with the ingestion of ibogaine. J Forensic Sci, 2012, 57(2): 398 - 412.

［10］ Hoelen DW, Spiering W, Valk GD. Long-QT syndrome induced by the antiaddiction drug ibogaine. N Engl J Med, 2009, 360(3): 308 - 309.

［11］ Paling FP, Andrews LM, Valk GD, et al. Life-threatening complications of ibogaine: three case reports. Neth J Med, 2012, 70(9): 422 - 424.

［12］ Pleskovic A, Gorjup V, Brvar M, et al. Ibogaine-associated ventricular tachyarrhythmias. Clin Toxicol (Phila), 2012, 50(2): 157.

［13］ Vlaanderen L, Martial LC, Franssen EJ, et al. Cardiac arrest after ibogaine ingestion. Clin Toxicol (Phila), 2014, 52(6): 642 - 643.

［14］ Alper K, Bai R, Liu N, et al. hERG blockade by Iboga alkaloids. Cardiovasc Toxicol, 2016, 16(1): 14 - 22.

［15］ Koenig X, Hilber K. The anti-addiction drug ibogaine and the heart: a delicate relation. Molecules, 2015, 20(2): 2208 - 2228.

［16］ Koenig X, Kovar M, Rubi L, et al. Anti-addiction drug ibogaine inhibits voltage-gated ionic currents: a study to assess the drug's cardiac ion channel profile. Toxicol Appl Pharmacol, 2013, 273(2): 259 - 268.

［17］ Thurner P, Stary-Weinzinger A, Gafar H, et al. Mechanism of hERG channel block by the psychoactive indole alkaloid ibogaine. J Pharmacol Exp Ther, 2014, 348(2): 346 - 358.

案例 27

"传统药物"引起的肝损伤

1. 鉴别诊断是什么?
2. 克拉托姆是什么? 它的用途是什么?
3. 使用克拉托姆有什么不良反应?
4. 克拉托姆是否与任何一种戒断综合征有关?
5. 克拉托姆中毒后的治疗方法是什么?
6. 什么是胆汁淤积性肝炎?
7. 其他一些植物性补充剂与肝毒性有关吗?
8. 吡咯里西啶生物碱会造成什么类型的肝损伤?
9. 药物引起的胆汁淤积还有哪些其他原因?
10. 合成类固醇如何引起肝损伤?

摘　要：一名34岁的女性在服用朋友送给她的"传统药物"后出现瘙痒和黄疸。她最开始的急诊科评估中实验室检查表明这是胆汁淤积的过程。本章回顾了与肝损伤相关的草药和引起肝损伤的药物。

关键词：胆汁淤积性黄疸；克拉托姆（Kratom）；合成类固醇；药物滥用；阿片类药物；草药

现病史

2 周前,一名 34 岁的女性在急诊科出现了瘙痒和黄疸,随后她被送往肝病诊所。她主诉自己有一段慢性膝关节疼痛的病史,且一直在服用朋友给她的"传统药物"。她在进入急诊科前 4~5 d 服用了这种药物,之后首先出现皮肤瘙痒,然后发现皮肤泛黄。她否认腹痛、呕吐、发热、发冷或肌痛。

既往病史	慢性膝关节疼痛,无肝病史
药物史	朋友给她的"传统药物"是她一直服用的唯一一种药物,但在急诊科评估后停止服用,她主诉无处方药、非处方药或草本补给品服用史
过敏史	不明药物变态反应
个人史	否认吸烟、酗酒、吸毒
家族史	无肝病家族史

体格检查

血　压	心　率	呼吸频率	体　温	血氧饱和度
130/50 mmHg	85 次/min	15 次/min	37℃	97% (室内空气下)

一般情况:警觉状态;坐在担架上没有急性窘迫状态;发育良好,营养良好;可陈述年龄、穿戴整齐。

头、眼、耳、鼻与喉:轻度巩膜黄疸;瞳孔等大等圆,对光反射正常;直视检查无眼球震颤和眼外运动正常。

心血管:心率正常;无杂音、奔马律或摩擦音;四肢均有 2+脉冲。

肺部:双肺听诊清晰;无喘息、啰音;无呼吸急促、喘鸣音,无须使用呼吸辅助肌进行呼吸。

腹部:无张力,肠鸣音正常;腹部无膨胀或液体震颤;无肝脾肿大。

皮肤:轻度黄疸,温暖干燥;无皮疹或皮损。

神经系统:患者清醒,保持警觉;定向力均正常;无扑翼样震颤;肌肉张力正常;直接检测第 2~第 12 对脑神经完好无损;四肢的肌肉强度为

5/5,且对称。

诊断检查

急诊就诊

谷草转氨酶：40 U/L

谷丙转氨酶：73 U/L

碱性磷酸酶：173 U/L

总胆红素：229.14 μmol/L

全血细胞计数和：正常

肝病诊所就诊

谷草转氨酶：36 U/L

谷丙转氨酶：74 U/L

总胆红素：188.1 μmol/L

白细胞	血红蛋白	血细胞比容	血小板	区　别
9.5×10^9/L	120 g/L	/	215×10^9/L	/

钠	钾	氯
139 mmol/L	4.2 mmol/L	102 mmol/L

二氧化碳结合力	血尿素氮	肌　酐
24 mmol/L	2.85 mmol/L	79.56 μmol/L

辅助检查

腹部超声检查：正常

磁共振胰胆管造影术：阴性

肝活检：嗜酸性粒细胞浸润

肝炎血清学：阴性

自身免疫性肝炎评估：阴性

案例要点

1. 鉴别诊断是什么？

● 胆汁淤积的过程

● 肝坏死

● 甲氧基甲基萘乙酸代谢产物与总胆红素交叉反应产生的胆红素假性升高

● 合成类固醇的应用

2. 克拉托姆是什么？ 它的用途是什么？

● 克拉托姆（特产丝裂草）是一种在东南亚发现的树。

● 树上的新鲜叶子可以用来咀嚼或冲泡成茶。干叶可以研磨成粉末或整体作为茶以及烟草。

● 克拉托姆具有兴奋药和阿片类药物作用[1]。

● 咀嚼叶片 5～10 min 后开始起作用，效果持续 2～5 h。

● 克拉托姆可用于控制疼痛和治疗阿片类药物戒断[2-4]。

● 克拉托姆含有多种活性生物碱。帽柱木碱和 7-羟基炔丙胺是作用于阿片类药物（μ 和 κ）受体的主要活性剂[3]。

● 与帽柱木碱相比，克拉托姆的 7-羟基炔丙胺处于较低水平，但 7-羟基炔丙胺的效果比帽柱木碱高 46 倍[3,5]。

● "Krypton"是一种以克拉托姆为基础的产品，添加了去甲基曲马朵，并作为一种更有效的克拉托姆形式上市[6]。一些报道表明，还有一种产品"Krypton"是咖啡因和去甲基曲马朵的组合[7]。

3. 使用克拉托姆有什么不良反应？

● 苏万勒（Suwanlert）回顾了 20 世纪 70 年代（1975）泰国慢性克拉托姆使用者的症状。在这个人口中，克拉托姆被用来提高体力劳动者的生产力。使用者要么直接咀嚼叶子，要么泡茶喝。研究者和使用者注意到它的不良反应有口干、尿频、便秘、皮肤变黑（特别是脸颊）、厌食、失眠和体重减轻。一些患者也被发现患有精神病。目前尚不清楚使用克拉托姆是否引起潜在精神病或直接引起精神病[4]。

- 已公布少数使用克拉托姆后获得的案例报道;然而,这些案例大多数都涉及其他异质物,因此很难知道致病因子是克拉托姆,还是另一种物质或多种药物效应[2,8]。

- 有一个单独的案例报道表明原发性甲状腺功能减退发作与使用克拉托姆之间可能存在关联;然而,这与所提供的数据相关不显著,需要进一步调查[9]。

- 卡普(Kapp)等人(2011)报道了肝内胆汁淤积。一名健康的 25 岁男性使用克拉托姆 2 周后停止使用,随后出现了黄疸和瘙痒。与此案例非常相似,症状和实验室异常会随着时间的推移而改善[10]。

- 内尔曼(Neerman)等人的一份报道描述了一名患者的死亡可能与克拉托姆相关[11]。据报道,在他被发现死亡前一晚,他服用了液体克拉托姆。该患者患有慢性疼痛和阿片类药物滥用史,为此他服用了克拉托姆。在其死后的全血中观察到升高的帽柱木碱水平(0.60 mg/L),尸检结果与阿片类药物相关死亡相似。在他死后的全血检测中注意到其他药物包括右美沙芬、苯海拉明、替米西泮和 7-氨基氯硝西泮。

- 另一份报道详细描述了一名 24 岁男性的死亡情况,在该患者的外周血、中心血液、肝、玻璃体液和尿液的 GC-MS 检测中发现患有帽柱木碱。此外,还在患者的血液中检测到文拉法辛,苯海拉明和米氮平[12]。

- 文献中几乎没有证据表明帽柱木碱的血液浓度和临床效果。

4. 克拉托姆是否与任何一种戒断综合征有关?

- 克拉托姆的慢性使用者报告有戒断症状。

- 这些症状在性质上类似于阿片类药物戒断的症状,包括恶心、腹部绞痛、腹泻和发汗[2,9,13]。

5. 克拉托姆中毒后的治疗方法是什么?

- 克拉托姆中毒的治疗在很大程度上是支持性的。

- 患有严重交感神经样症状的患者可以接受苯二氮䓬类药物治疗并密切监测呼吸抑制,同时给予阿片类激动药起协同作用。

- 有关纳洛酮逆转克拉托姆阿片类药物作用的有效性数据不一致。但是,呼吸不畅的患者应考虑使用纳洛酮。如果纳洛酮无效,则可能需要机械支持[14]。

- 值得注意的是,据报道克拉托姆与曲马朵等其他物质混合使用时,会引起严重的呼吸抑制。在这些情况下,阿片受体激动作用大得多,并已导致几例死亡[15]。

6. 什么是胆汁淤积性肝炎?

- 胆汁淤积性肝炎是毒素引起的胆汁合成和排泄受损。
  - 这是由于毒素对管状细胞的直接损伤,但并不总是影响肝细胞(谷草转氨酶和谷丙转氨酶可能是正常的)。
  - 碱性磷酸酶和胆红素水平升高。
- 症状和临床表现通常包括黑尿、瘙痒和黄疸。
- 初次接触和症状出现之间通常有 2~24 周的时间间隔。

7. 其他一些植物性补充剂与肝毒性有关吗?

- 甜薄荷油(穗花薄荷;欧亚薄荷)
- 小檗树(三齿兰)
- 德国菊(石蚕香科)
- 卡瓦(卡瓦胡椒)
- 吡咯里西啶类生物碱
  - 博拉吉:琉璃苣
  - 康弗雷:紫草科植物

8. 吡咯里西啶生物碱会造成什么类型的肝损伤?

- 静脉闭塞性疾病是由毒素引起的内皮损伤所致的肝终末静脉内膜增厚,最终导致水肿和非血栓性阻塞[16]。
- 纤维化可在中央静脉和小叶静脉中发展。
- 小叶中心区域的腺状扩张与肝坏死和细胞损伤有关。

9. 药物引起的胆汁淤积还有哪些其他原因?

- 合成类固醇
- 雌激素

- 4,4′-亚甲基二苯胺
- 菜籽油苯胺
- 环孢素

10. 合成类固醇如何引起肝损伤?

- 合成类固醇与两种类型的肝损伤(紫癜性肝炎和肝细胞腺瘤及腺癌)有关。
- 紫癜性肝炎是肝损伤的一种形式,血液丰富的囊肿充满肝,没有炎症变化;也可能发生窦状充血。
- 临终前紫癜性肝炎的诊断是很困难的。对于出现肝肿大和肝功能异常的患者,使用合成类固醇时应考虑诊断该病[17]。
- 随着合成类固醇的停止使用,紫癜性肝炎可能是可逆的[17]。
- 使用合成类固醇的患者可能发生肝腺瘤和腺癌[18]。
- 虽然存在争议,但人们认为非恶性肝腺瘤有可能成为恶性腺癌[18]。
- 巨大的非恶性腺瘤有可能导致严重疾病或因出血,肝衰竭或破裂而死亡。

案例结论

在这种情况下,患者服用了朋友的"传统药物"——克拉托姆(特产丝裂草),用于治疗慢性膝关节疼痛。在开始这种治疗后不久就出现了胆汁淤积性黄疸,症状在停止使用"传统药物"/植物性补充剂后自发消退。该案例讨论了克拉托姆的用途和不良反应,以及引起胆汁淤积和中药补给品相关肝损伤的其他原因。

特殊专业指导

内科学/家庭医学

- 询问患有慢性疼痛的患者是否使用植物性补充剂或替代药物。
- 胆汁淤积性黄疸常与植物生物碱和合成类固醇有关。
- 如果患者出现胆汁淤积性黄疸或肝炎的症状,请停止所有潜在的肝毒性物质,包括草本补给品和替代药物。
- 参考胃肠病学进行进一步评估。

急诊医学

- 需要详细的社交史和用药史。这应该包括获得使用有关非处方药、草本补给品和替代医学疗法的信息。
- 急性/慢性克拉托姆使用者从刺激性效应到阿片类药物效应的临床表现差异很大。
- 考虑其他肝毒性药物的使用和肝损伤的感染原因。
- 如果由患有急性肝炎的患者出院,应对其胃肠病进行密切随访。如果无法安排随访,请考虑入院观察。

毒理学

- 获取患者详细的职业/环境、社会史和用药史,一定要包括有关使用草药/膳食补给品和替代医学疗法的信息。
- 多种药物可以引起肝损伤,多种药物也可引起肝毒性。
- 潜在的严重毒性是罕见的,已报道的剂量大于 15 g。但在这些情况下,存在共同摄取药物,临床症状很可能是由共同摄入引起的。
- 长期使用高剂量(＞15 g)的克拉托姆与胆汁淤积性黄疸有关。
- "Krypton"是一种以克拉托姆为基础的药物,添加了外源性去甲基曲马朵,并以一种更有效的克拉托姆形式上市销售。
- 在已发表的案例报道中,克拉托姆与新发作的癫痫发作和原发性甲状腺功能减退的发生有关。需要注意的是评估患有新发作性癫痫发作或甲状腺功能减退症且使用克拉托姆的患者。

参考文献

[1] Shellard E. Ethanopharmacology of Kratom and the Mitragyna alkaloids. J Ethnopharmacol, 1989, 25: 123 - 124.

[2] Boyer E, Babu K, Adkins J, et al. Self-treatment of opioid withdrawal using kratom (Mitragyniaspeciosakorth). Addiction, 2008, 103(6): 1048 - 1050.

[3] Prozialeck WC, Jivan JK, Andurkar SV. Pharmacology of kratom: an emerging botanical agent with stimulant, analgesic and opioid-like effects. J Am Osteopath Assoc, 2012, 112(12): 792 - 799.

[4] Suwanlert S. A study of kratom eaters in Thailand. Bull Narc, 1975, 27(3): 21 - 27.

[5] Matsumoto K, Horie S, Ishikawa H, et al. Antinociceptive effect of 7-

hydroxymitragynine in mice: discovery of an orally active opioid analgesic from the Thai medicinal herb Mitragynaspeciosa. Life Sci, 2004, 74(14): 2143 - 2155.

[6] Arndt T, Claussen U, Gussregen B, et al. Kratom alkaloids and O-desmethyltramadol in urine of a "Krypton" herbal mixture consumer. Forensic Sci Int, 2011, 208(1 - 3): 47 - 52.

[7] Reys L. Krypton Kratom Review—DO NOT buy these pills. 2013. http://kratomonline.org/krypton-kratom-review/. Accessed 3 Oct 2015.

[8] Nelsen J, Lapoint J, Hodgman M, et al. Seizure and coma following kratom (Mitragyninaspeciosakorth) exposure. J Med Toxicol, 2010, 6: 424 - 426.

[9] Sheleg S, Collins G. A coincidence of addiction to "kratom" and severe primary hypothyroidism. J Addict Med, 2011, 5(4): 300 - 301.

[10] Kapp F, Maurer H, Auwarter V, et al. Intrahepatic cholestasis following abuse of powdered kratom (Mitragyninaspeciosa). J Med Toxicol, 2011, 7(3): 227 - 231.

[11] Neerman M, Frost R, Deking J. A drug fatality involving kratom. J Forensic Sci, 2013, 58(s1): S278 - 279.

[12] McIntyre IM, Trochta A, Stolberg S, et al. Mitragynine "Kratom" related fatality: a case report with postmortem concentrations. J Anal Toxicol, 2015, 39(2): 152 - 155.

[13] Galbis-Reig D. A case report of kratom addiction and withdrawal. WMJ, 2016, 115(1): 49 - 52.

[14] Rosenbaum CD, Carreiro SP, Babu KM. Here today, gone tomorrow ... and back again? A review of herbal marijuana alternatives (K2, Spice), synthetic cathinones (bath salts), kratom, Salvia divinorum, methoxetamine, and piperazines. J Med Toxicol, 2012, 8(1): 15 - 32. doi: 10.1007/s13181 - 011 - 0202 - 2.

[15] Kronstrand R, Roman M, Thelander G, et al. Unintentional fatal intoxications with mitragynine and O-desmethyl-tramadol from the herbal blend Krypton. J Anal Toxicol, 2011, 35(4): 242 - 247.

[16] Ridker P, McDermott W. Comfrey herb tea and hepatic veno-occlusive disease. Lancet, 1989, 1(8639): 657 - 658.

[17] McDonald EC, Speicher CE. Peliosis hepatis associated with administration of oxymetholone. JAMA, 1978, 240(3): 243 - 244.

[18] Socas L, Zumbado M, Perez-Luzardo O, et al. Hepatocellular adenomas associated with anabolic androgenic steroid abuse in bodybuilders: a report of two cases and a review of the literature. Br J Sports Med, 2005, 39(5): e27.

案例 28

草甘膦中毒

1. 草甘膦是什么？它可在哪里被发现？

2. 草甘膦浓度对中毒症状的严重程度有何影响？

3. 草甘膦中毒如何发挥作用？

4. 草甘膦中毒的临床表现有哪些？

5. 草甘膦中毒的治疗有哪些选择？

摘　要：草甘膦是业余者和专业人士都使用的一种除草剂。它通常与表面活性剂共同配制。草甘膦的摄入可能由于其腐蚀性损伤而导致严重的胃肠道出血；也可发生代谢性酸中毒、非心源性肺水肿以及肾和肝损伤。这是一个描述一名男性摄入浓缩草甘膦产品的案例。

关键词：草甘膦；代谢性酸中毒；肾功能衰竭；胃肠道出血

现病史

一名有双相情感障碍病史的 50 岁男性最近从台湾移居美国，在摄入 6.5 盎司 50.2% 草甘膦和异丙胺盐大约 12 h 后出现了症状。表现为恶心、呕吐并寻求医疗帮助。在急诊科发现他有心动过速和呼吸加快。之后因代谢性酸中毒接受静脉输液和福美吡唑治疗，并转移到第三医疗中心。

既往史	双相情感障碍
用药史	锂
过敏史	不明药物变态反应
家族史	无法获得
个人史	目前吸烟,无乙醇或非法药物使用史

体格检查

血　压	心　率	呼吸频率	体　温	血氧饱和度
150/80 mmHg	120 次/min	34 次/min	36.4℃	94% (3 L/min 氧流量下)

一般情况:患者男性,发育良好,营养良好,水分充足,中度急性窘迫。

头、耳、眼、鼻、喉:结膜呈粉红色,巩膜无黄疸;双侧瞳孔大小 3 mm,瞳孔反射正常;黏膜湿润。

心血管系统:心动过速,有节律;听诊无杂音。

肺部:两侧有粗糙的呼吸杂音;呼吸急促。

腹部:柔软,上腹部压痛;其他无压痛和反跳痛;肠鸣音正常。

神经系统症状:嗜睡;对痛苦的反应强烈;患者可自主地移动四肢,但不遵循指令。

皮肤:温暖、发汗和灌注良好。

入院病程

在急诊科,他接受了 8 mg 奥坦西隆和 2 L 生理盐水。心电图显示心室内传导延迟,提示应给予 150 mmol 的碳酸氢钠。医嘱提示使用甲吡唑,但在转科之前没有使用。到达重症监护室后,给患者立即进行插管。他被发现有休克症状,需要输注去甲肾上腺素和血管升压素。同时他出现无尿和高钠血症,并开始进行连续肾替代治疗。

头部急性病理学的计算机断层扫描(computerized tomography,CT)扫描是阴性的,腹部和骨盆的 CT 扫描显示沿着小肠腔穿过上象限的环向气体,可能代表肠道积气。尽管有弥漫性肠梗阻,但无明确的肠梗阻,也无游离气体存在。在右肺基部发现致密实变。

入院时获得的血培养物培养出革兰氏阴性杆菌。在第 1 天住院时,停止使用血管升压素,但患者持续腹胀。根据 CT 的发现和乳酸的增加,患者被带到手术室进行诊断性腹腔镜检查,检查显示肠道正常。

在接下来的几天里,患者仍然处于无尿和昏迷状态。血小板持续减少。在医院的第 4 天,患者出现了消化道出血,需要输入红细胞和血小板。胃镜检查显示胃体呈片状出血渗出,胃内有大量血液。

在住院的第 6 天,患者行探索性腹腔切开术,腹部冲洗。确定缺血性肠区域并切除。术后第 2 天将患者带回手术室,腹腔切开显示远端回肠末端和盲肠弥漫性缺血,并进行了小肠切除术和右半结肠切除术。在住院的第 9 天,患者行气管造口术和回肠造口术,闭合腹壁。

在住院第 19 天,又一次对患者的腹部和骨盆进行了 CT 扫描,发现有明显的腹水。

在医院第 26 天,重复胃镜检查发现食管正常,无明显的胃肠道出血病因。通过造口的回肠镜检查发现血液中有大量凝块,没有任何明确的出血来源。同时造口没有出血迹象。

案例要点

1. 草甘膦是什么? 它可在哪里被发现?

草甘膦是一种含磷农药,可在不同浓度下使用,是当今农业中最常见的产品之一。它通常作为家庭除草剂应用于美国种植的大多数玉米和大豆作物。有趣的是,它是第一批对农作物进行基因改造以提高其耐受性的除草剂之一。最近,当国际癌症研究机构(International Agency for Research on Cancer,IARC)将其定义为"可能对人类具有致癌性"时,它引起了媒体的关注。这是一个正在进行的食品安全辩论的主题,因为其他独立专家小组不同意 IARC 评估[1]。

2. 草甘膦浓度对中毒症状的严重程度有何影响?

草甘膦除草剂以各种浓度配制,范围从 1% 即用型喷雾剂到 50% 超浓缩剂。即使是高浓度也可供家庭使用,并且在使用前用于稀释。溶液浓度越高,中毒症状就越严重。摄入 30 ml 41% 草甘膦溶液会导致恶心、呕吐、腹泻和咽喉部灼烧感,但一般不会引起严重症状。摄入更浓的溶液或更多体积更有可能导致严重的毒性症状[2]。

3. 草甘膦中毒如何发挥作用?

草甘膦引起中毒的机制尚不清楚,草甘膦本身对于其各种表面活性剂的相对作用也是不明确的[2,3]。现有的表面活性剂包括聚氧乙烯胺、聚乙氧基化烷基三胺、聚氧磷酸胺、三甲基乙氧基聚氧丙基氯化铵和乙氧基化磷酸酯。大多数证据表明,毒素不是草甘膦本身,而是表面活性剂[2]。

4. 草甘膦中毒的临床表现有哪些?

摄入非常多的草甘膦可导致胃肠道症状(恶心、呕吐、腹泻)和吞咽疼痛,也可以看到它的腐蚀作用,包括溃疡、坏死和伴有休克的胃肠道出血[4-6]。之前已经有文献描述,吸食含草甘膦的产品后可见非心源性肺水肿、纵隔气肿和皮下气肿,也可以观察到肾和肝衰竭,伴随着中枢神经系统抑制和代谢性酸中毒[6,7]。

5. 草甘膦中毒的治疗有哪些选择?

除了积极的支持治疗包括液体复苏和纠正代谢异常外,尚且缺乏特定的治疗方案。由于存在腐蚀性损伤恶化的风险,不建议进行胃肠道去污。无解毒药存在。有人已经提出了脂质乳剂疗法,但缺乏令人信服的数据支持脂质的任何有益效果。一些报道表明从体外移除是有益的。

案例结论

患者持续出现消化道出血,需要多次输血,并进行了肠系膜血管造影,但未发现任何明确的出血病因。由于人们认为进一步的输血是徒劳的,同时手术不能阻止进一步出血,家属最终决定放弃治疗,患者不久就过世了。

特殊专业指导

重症医学

- 草甘膦是一种常用的除草剂,如果大量摄入或高浓度摄入,会导致腐蚀性损伤和多系统器官衰竭。

- 草甘膦中毒的治疗是支持性的。尽管血液透析可能会带来一些好处，但是目前还没有证据证明解毒治疗是有益的。

急诊医学

- 草甘膦是一种非常常见的家用除草剂，其可用浓度范围很广。
- 大量或高浓度摄入可能导致不良结果。
- 胃肠道去污可能会加重腐蚀损伤。

参考文献

［1］ Williams GM, Aardema M, Acquavella J. A review of the carcinogenic potential of glyphosate by four independent expert panels and comparison to the IARC assessment. Crit Rev Toxicol, 2016, 46: 3‐20.

［2］ Bradberry SM, Proudfoot AT, Vale JA. Glyphosate poisoning. Toxicol Rev, 2004, 23: 159‐167.

［3］ Vincent K, Davidson C. The toxicity of glyphosate alone and glyphosate‐surfactant mixtures to western toad（Anaxyrusboreas）tadpoles. Environ Toxicol Chem, 2015, 34: 2791‐2795.

［4］ Bates N, Edwards N. Glyphosate toxicity in animals. Clin Toxicol, 2013, 51: 1243.

［5］ Chen HH, Lin JL, Huang WH. Spectrum of corrosive esophageal injury after intentional paraquat or glyphosate‐surfactant herbicide ingestion. Int J Gen Med, 2013, 14: 677‐683.

［6］ Talbot AR, Shiaw MH, Huang JS, et al. Acute poisoning with a glyphosate‐surfactant herbicide（'Roundup'）: a review of 93 cases. Hum Exp Toxicol, 1991, 19: 1‐8.

［7］ Tominack RL, Yang GY, Tsai WJ, et al. Taiwan National Poison Center survey of glyphosate‐ surfactant herbicide ingestions. J Toxicol Clin Toxicol, 1991, 29: 91‐109.

索引

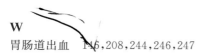